＼ 先輩ナースの書きこみがぜんぶのってる！／

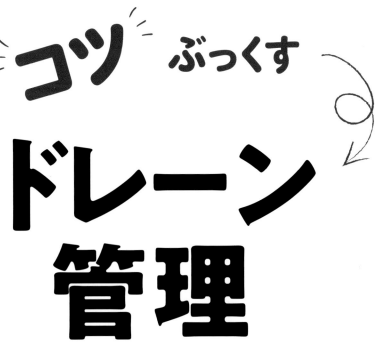

コツ ぶっくす

ドレーン管理

三重大学医学部附属病院　看護部　編著

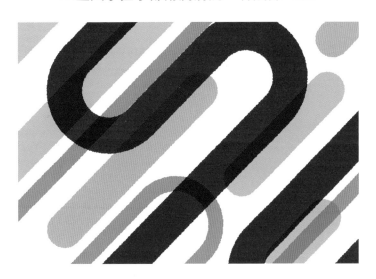

MC メディカ出版

コツぶっくすの特徴

本書は書名のとおり、基本的な解説に加えて「先輩ナースの書きこみ」が載っています。
基本的な内容は本文に、実践的なコツはページの外側に書かれているので、
大事なポイントがひと目でわかるのが特徴です。
どんどん書きこんで自分だけの"コツぶっくす"にしてもらえたらうれしいです!

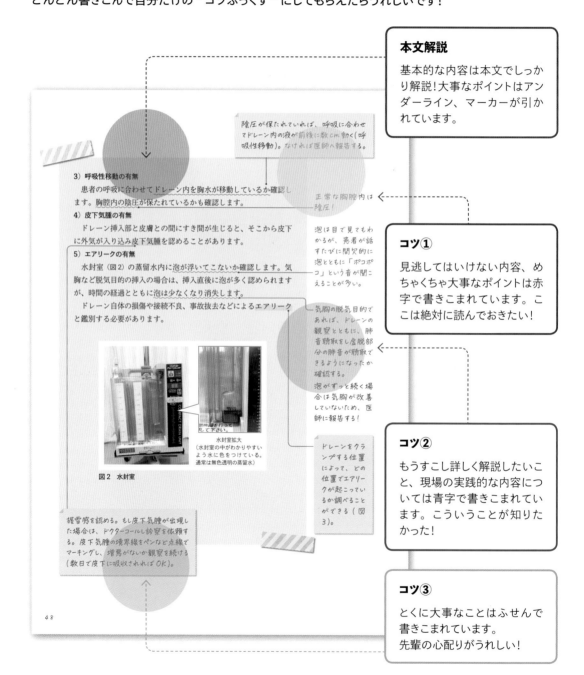

本文解説

基本的な内容は本文でしっかり解説!大事なポイントはアンダーライン、マーカーが引かれています。

コツ①

見逃してはいけない内容、めちゃくちゃ大事なポイントは赤字で書きこまれています。ここは絶対に読んでおきたい!

コツ②

もうすこし詳しく解説したいこと、現場の実践的な内容については青字で書きこまれています。こういうことが知りたかった!

コツ③

とくに大事なことはふせんで書きこまれています。
先輩の心配りがうれしい!

（本文内の書きこみ）

陰圧が保たれていれば、呼吸に合わせてドレーン内の液が前後に数cm動く（呼吸性移動）。なければ医師へ報告する。

正常な胸腔内は陰圧!

泡は目で見てもわかるが、患者が話すたびに間欠的に泡とともに「ポコポコ」という音が聞こえることが多い。

気胸の脱気目的であれば、ドレーンの観察とともに、肺音聴取をし虚脱部分の肺音が聴取できるようになったか確認する。
泡がずっと続く場合は気胸が改善していないため、医師に報告する!

ドレーンをクランプする位置によって、どの位置でエアリークが起こっているか調べることができる（図3）。

握雪感を認める。もし皮下気腫が出現した場合は、ドクターコールし診察を依頼する。皮下気腫の境界線をペンなど点線でマーキングし、増悪がないか観察を続ける（数日で皮下に吸収されればOK）。

3）呼吸性移動の有無
　患者の呼吸に合わせてドレーン内を胸水が移動しているか確認します。胸腔内の陰圧が保たれているかも確認します。
4）皮下気腫の有無
　ドレーン挿入部と皮膚との間にすき間が生じると、そこから皮下に外気が入り込み皮下気腫を認めることがあります。
5）エアリークの有無
　水封室（図2）の蒸留水内に泡が浮いてこないか確認します。気胸など脱気目的の挿入の場合は、挿入直後に泡が多く認められますが、時間の経過とともに泡は少なくなり消失します。
　ドレーン自体の損傷や接続不良、事故抜去などによるエアリークと鑑別する必要があります。

水封室拡大
（水封室の中がわかりやすいよう水に色をつけている。通常は無色透明の蒸留水）

図2　水封室

48

はじめに

　ドレーンとは、体腔内にたまったものを体外へ出すための細い管のことを指します。しかし実際には、たんに"たまったものを体外へ出す"だけではなく、体腔内の圧をコントロールして、生命の維持にかかわる臓器への悪影響を取り除くことが目的で挿入されることもあります。

　そして、ドレーンは頭から足まで、身体のさまざまな部位に挿入されます。看護師には、挿入部位や目的、患者さんの疾患や治療、状態に応じたドレーン管理についてさまざまな知識や技術が求められます。間違った扱いによっては患者さんの生命にもかかわるドレーン管理。ドレーン挿入中の患者さんをはじめて担当するときには、「怖い」と思う人もいるでしょう。そんなとき、頼りになるのは今も昔も"本"であることは多いのではないでしょうか。

　しかし、これまでの本はドレーンについて書かれているものの、観察ポイントは別の本、患者さんの生活に関することはまた別の本、と、あちこち探して結局自分のノートにまとめるということも多かったように思います。また、頭から足まで全身のドレーン管理をまとめて掲載しているような本も少ないです。

　そこで本書では、この本を見れば、"ドレーンが全身のどこに挿入されていても怖がらずに患者さんの看護ができること"、"勤務異動したばかりのナース、新人ナースや実習の学生さんなど、はじめてドレーンをみる人であってもわかりやすいこと"を大切にしました。そのため、具体的にイメージできるようにイラストを多くし、ドレーン挿入部位、目的、観察のポイント、ドレーン挿入患者さんへのケア、現場のナースのちょっとした工夫（"コツ"）を示しました。

　ドレーン挿入患者さんへの日々の看護、新人ナースや学生さんへの指導など、さまざまな場面で本書が参考になれば幸いです。

2021 年 1 月
執筆者を代表して

三重大学医学部附属病院副看護部長　水谷泰子
同看護部長　江藤由美

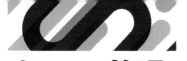

先輩ナースの書きこみがぜんぶのってる！ **コツ** ぶっくす

ドレーン管理

三重大学医学部附属病院　看護部
編著

執筆者一覧

1章

水谷泰子（みずたに・やすこ）　副看護部長／認定看護管理者

江藤由美（えとう・ゆみ）　看護部長／認定看護管理者

2章1

寺村文恵（てらむら・ふみえ）　救命救急・総合集中治療センター副看護師長／
　　　　　　　　　　　　　　　救急看護認定看護師

安井美和（やすい・みわ）　救命救急・総合集中治療センター看護師／
　　　　　　　　　　　　　急性・重症患者看護専門看護師

笠井岳志（かさい・たけし）　救命救急・総合集中治療センター看護師／
　　　　　　　　　　　　　集中ケア認定看護師

山本貴恵（やまもと・きえ）　救命救急・総合集中治療センター看護師長

2章2、3

浅田美也（あさだ・みや）　8階南病棟副看護師長

河合美恵（かわい・みえ）　周産母子センター副看護師長

3章

松下綾子（まつした・あやこ）　5階北病棟副看護師長

西山和成（にしやま・かずなり）　5階北病棟副看護師長

田所孝子（たどころ・たかこ）　5階北病棟看護師長

4章

須﨑真理（すさき・しんり）　10階南病棟副看護師長／救急看護認定看護師

野津英香（のづ・ひでか）　9階南病棟看護師長

辻村真理子（つじむら・まりこ）　医療安全管理部看護師長

5章1〜7

松井歩（まつい・あゆみ）　9階北病棟副看護師長

金久保小夜子（かなくぼ・さよこ）　9階北病棟副看護師長

大原美佳（おおはら・みか）　9階北病棟看護師長／集中ケア認定看護師

5章8〜16

辻井絵美（つじい・えみ）　緩和ケアセンター副看護師長／がん看護専門看護師

中川乃梨子（なかがわ・のりこ）　9階南病棟副看護師長

本多正繁（ほんだ・まさしげ）　総合サポートセンター看護師長

6章

市川裕美（いちかわ・ゆみ）　7階北病棟副看護師長

稲垣悦子（いながき・えつこ）　7階北病棟副看護師長

日比美由紀（ひび・みゆき）　7階北病棟看護師長

7章

高倉将人（たかくら・まさと）　6階北病棟副看護師長

吉川涼子（よしかわ・りょうこ）　6階北病棟副看護師長

塚脇美香子（つかわき・みかこ）　救命救急・総合集中治療センター看護師長

8章

岩﨑千代子（いわさき・ちよこ）　8階北病棟副看護師長

大河美貴（おおかわ・みき）　8階北病棟副看護師長

濱口栄子（はまぐち・えいこ）　8階北病棟看護師長

1章

ドレーン管理総論

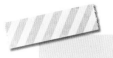

1章1　ドレーン管理総論

全身に挿入されるドレーン一覧

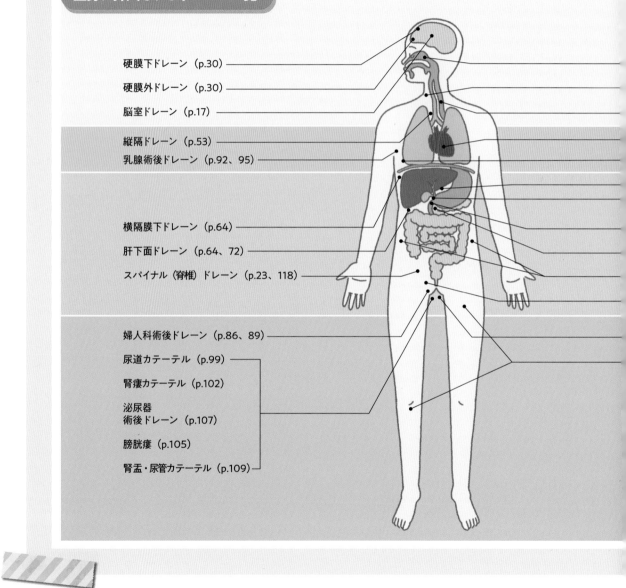

硬膜下ドレーン（p.30）

硬膜外ドレーン（p.30）

脳室ドレーン（p.17）

縦隔ドレーン（p.53）

乳腺術後ドレーン（p.92、95）

横隔膜下ドレーン（p.64）

肝下面ドレーン（p.64、72）

スパイナル（脊椎）ドレーン（p.23、118）

婦人科術後ドレーン（p.86、89）

尿道カテーテル（p.99）

腎瘻カテーテル（p.102）

泌尿器
術後ドレーン（p.107）

膀胱瘻（p.105）

腎盂・尿管カテーテル（p.109）

ロングチューブ（p.68）
頸部閉鎖式ドレーン（p.34）
食道がん術後ドレーン（p.62）

心嚢ドレーン（p.40）
胸腔ドレーン（p.46）

ウインスロー孔ドレーン（p.64）
ENPD (p.75)、EBS (p.76)、ENBD (p.78)、PTCD (p.80)、PTGBD (p.81)
胆管チューブ（p.82）
膵管チューブ（p.74）
傍結腸溝ドレーン（p.66）
ダグラス窩ドレーン（p.66）

コロレクタルチューブ（p.68）
関節腔ドレーン、人工関節置換後ドレーン（p.113）

脳神経系

耳鼻咽喉系

消化器系

心臓・呼吸器系

乳腺系

消化器系

脳神経系

骨格器系

婦人科系

腎・泌尿器系

消化器系

骨格器系

1. ドレナージとは

　もともとドレーン（drain）とは「液体を徐々に排出する」という意味で、ドレナージ（drainage）とは、体内にたまった血液・膿・滲出液などを体の外へ出すことを指します。脳神経系、消化器系、心臓血管系、呼吸器系、婦人科系、泌尿器系、耳鼻咽喉系、骨格器系など、ほぼすべての分野において用いられます。そのため、ドレーンの目的、ドレーンから得られる情報の種類、得られる情報のアセスメント、ドレーンの管理方法などについて知っておくことが大切となります。

内科・外科、小児・成人を問わない。

2. ドレナージの目的

　おもに3つあります。

1）予防的ドレナージ

　手術後に感染の原因となる血液や滲出液が体内に貯留することを防ぎます。

　また、滲出液などが貯留することで圧が高くなり、ほかの組織に影響を及ぼすことを防ぐ減圧の目的もあります。

腹部術後の腹腔内、胸部術後の胸腔内などへの挿入が多い！

2）治療的ドレナージ

　すでに体内に貯留している血液・膿・滲出液などの排出を目的としています。

脳神経外科の硬膜外ドレナージや脳室ドレナージ、消化器外科の腸瘻ドレナージなど。

3）情報（インフォメーション）ドレナージ

　術後出血量、滲出液の貯留、縫合不全など異常な状態を早期に発見することを目的としています。

予防的ドレナージとの区別は難しい。

3. ドレナージの原理

1）能動的ドレナージ

　陰圧をかけて排液する仕組みを能動的ドレナージと言います。胸

腔ドレナージ、イレウスチューブ、手術創に留置するウーンドドレナージチューブ（SB バック®や J-VAC® など）があります。

2）受動的ドレナージ

重力や毛細管現象、サイフォンの原理を活用して排液する仕組みを受動的ドレナージと言います。

＝脳室ドレナージやスパイナルドレナージなどがある！

サイフォンの原理とは、真空状の管を通して、液面が高いところから低いところへ移動する現象です。この原理を用いて排液する場合、チューブの高さ設定や排液バッグの設置位置に注意しないとオーバードレナージになってしまいます。

＝チューブが閉鎖されていて、かつ、設定した高さより低い位置にセットされていると、どんどん排液されてしまう！

4. 観察のポイント

観察する際にまず大切なのは、何の目的でどのようなドレナージを行っているか正しく理解することです。

＝目的を理解していないと、正常・異常の判断ができない！

この点を踏まえたうえで、どんなドレナージでも共通する観察のポイントは、以下になります。

1）排液の性状と量

正常と異常を知っておきましょう。また、排液の性状が時期に応じて変化する場合は、各時期に合わせた正常・異常を知っておくことが必要です。

2）排液の量や性状の変化

勤務のはじめに観察したことと、勤務のおわりに観察したことに変化がないか観察しましょう。また、色の表現は個人により異なる

＝共通のスケールなどを使用して、人によって表現が異ならないように工夫する！

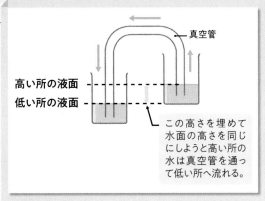

高い所の液面 ----

低い所の液面 ----

真空管

この高さを埋めて水面の高さを同じにしようと高い所の水は真空管を通って低い所へ流れる。

液体が出発地点より高いところを通って到着地点まで移動する原理のこと。

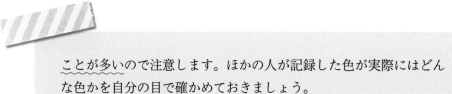

ことが多いので注意します。ほかの人が記録した色が実際にはどんな色かを自分の目で確かめておきましょう。

3）ほかの症状との関連

排液の性状や量が異常をきたす場合、バイタルサインや痛み、意識レベル低下の出現など、ほかの症状の変化も合わせて観察することが大切です。

4）ドレーン挿入部やテープ固定部の皮膚の変化

ドレーン挿入部に発赤が見られる場合、感染の可能性があります。また、テープ固定している部分では、テープかぶれによる発赤や掻痒感、水疱形成などを起こす可能性があります。

とくに、放射線治療後、小児、高齢者の皮膚は脆弱であり要注意！

5. ドレーン・チューブの管理

どんなドレーン・チューブの管理でも共通することは、以下の点です。

1）ドレーンやチューブの異常の確認

途中で屈曲やねじれ、閉塞がないか確認します。閉塞には、ドレーンやチューブ内部の問題もあれば、外部の問題もあります。

凝血塊、結石、何らかの体内組織など。

ベッド柵に挟まれたり、患者さんの身体などの下敷きになったり。

2）設定圧の管理

陰圧の設定や高さの設定がある場合、指示どおりの正しい圧に設定されていないと、オーバードレナージやアンダードレナージとなります。場合によっては、患者の生命にかかわる事態となりかねません。

3）感染管理

チューブを交換する際や排液バッグから排液を捨てる際には、曝露の可能性に応じて、個人防護具を選択します。また、逆行性感染を防ぐよう清潔操作を心掛けることが大切です。

排液バッグが床につくことも感染のリスクを高めるので、注意しましょう。

手袋、エプロン・ガウン、サージカルマスク、アイシールドなど

重力を使って排液する場合、高すぎても排液できないことがあり、バッグの位置には注意が必要！

4）誤認防止

複数のドレーンやチューブが挿入されている場合、区別がつくようにドレーンやチューブ、排液バッグにラベルを付けるなどして誤認防止に努めます。

5）事故抜去の予防や早期発見

①事故抜去の予防：ドレーンやチューブの固定位置や方法

できる限り、患者の体動や生活行動の邪魔にならないような場所に固定します。少々引っ張ってもテンションがかからないように、テープ固定を工夫します。

また、意識障害・認知症・せん妄がある場合は注意が必要で、ドレーンやチューブが見えないようにするなどの工夫も大切です。

ストレッチャーや車いすへの移動時などは、器具に引っ掛けて事故抜去される場合が多く、とくに注意します。

②ドレーンやチューブ挿入の長さが正しいか

ドレーンやチューブがどのくらいの長さで皮膚から体内に挿入されているかを知っておく必要があります。可能であれば、挿入された長さの目安となるドレーンやチューブの場所に直接マジックで印をします。また、刺入部で皮膚と縫合されている場合は、縫合が外れていないか観察しましょう。

③ドレーンやチューブ挿入の必要性をアセスメントする

不必要なものがいつまでも挿入されていないかアセスメントすることが大切です。

6. 患者へのケアや日常生活上の注意点

1）日常生活の援助

ベッド上安静や、ドレーンやチューブを挿入したことによる何らかの制限でセルフケア不足が生じる場合は、患者の状態に合わせて日常生活の援助を行います。

ドレーンやチューブの挿入部からたどると間違えにくい！

手や足で引っ掛けないような場所に固定する！

チューブにテープをΩ型に巻き付けて固定するとテンションがかかりにくい！

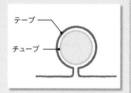

テープ
チューブ

ドレーン・チューブ挿入の目的を理解し、どうなれば不要になるのか知っておくことが大切！！

2）精神的ケア

ドレーンやチューブが挿入されることにより、ボディイメージの変化をきたす場合があります。そのため、精神的ケアも重要です。

3）テープ固定部の皮膚観察とスキンケア

長期間に及びドレナージが必要な場合や、小児・高齢者、放射線治療後など皮膚が脆弱な場合は、テープ固定部の皮膚を十分に観察し、異常の早期発見を行います。

また、上記のような場合には定期的に固定部位を変更するとともに、日ごろからスキンケアを行うことが大切です。

皮膚への刺激が少ないテープを選択することも大切。患者に合わせたものを選択する。

4）認知症の悪化やせん妄の出現に注意する

ドレーンやチューブが挿入されることは、これまでの日常とは異なる状況です。認知症の悪化やせん妄を引き起こす可能性があり、早期発見と対応が必要となります。

入院当初や術前に認知症やせん妄のスクリーニングを行い、危険性を把握する！

5）患者指導

ドレーン・チューブの事故抜去を起こさないよう注意してもらう、痛みや呼吸困難などこれまでとは異なる症状が出現した場合は報告してもらうなど、患者自身でできることは協力を得ます。その場合、患者の背景や病状などを把握したうえで、個別性に合わせて説明します。

また、ドレーンやチューブを挿入したまま退院となることがあります。その場合は、患者の生活背景や習慣に合わせて、無理のない方法でドレーンやチューブの自己管理を行えるように配慮します。

患者や家族、その他支援者と話し合って、できる方法を見つけることが大切！

2章

脳神経系

2章1　脳神経系のドレーン一覧

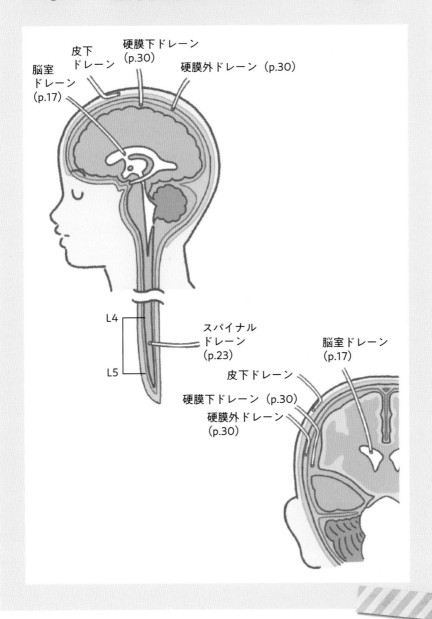

脳室
ドレーン
(p.17)

皮下
ドレーン

硬膜下ドレーン
(p.30)

硬膜外ドレーン（p.30）

L4

L5

スパイナル
ドレーン
(p.23)

脳室ドレーン
(p.17)

皮下ドレーン

硬膜下ドレーン（p.30）

硬膜外ドレーン
(p.30)

2章2　脳室ドレーン

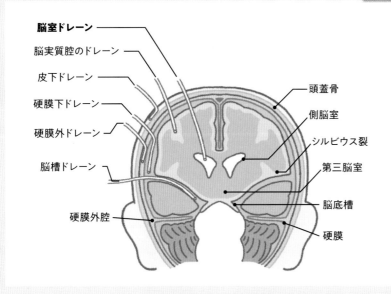

脳室ドレーン
脳実質腔のドレーン
皮下ドレーン
硬膜下ドレーン
硬膜外ドレーン
脳槽ドレーン
硬膜外腔

頭蓋骨
側脳室
シルビウス裂
第三脳室
脳底槽
硬膜

頭蓋内圧亢進症状は、頭痛、嘔吐、うっ血乳頭。バイタルサインの変化として、クッシング徴候（徐脈、収縮期血圧の上昇、脈圧の上昇）を覚えておくこと！

1. 目　的

　脳は頭蓋骨で閉鎖された空間であるため、脳内出血や脳腫瘍による脳容量の増加や、髄液路の障害に関連した髄液量の増加が起こると、急激に頭蓋内圧が上昇することになります。頭蓋内圧の上昇が生じると圧力は逃げる場所がなくなり、脳ヘルニアへと移行することがあります。

　したがって脳室ドレナージの目的は、頭蓋内圧を適正に保つための①頭蓋内圧のコントロールと、脳室ドレナージの排液の性状を確認するための②継続的なモニタリングです。

　頭蓋内容積は、脳組織（87%）、脳脊髄液（9%）、脳の血液（4%）の3つで構成されています。これら3つの要素が均衡を保つことで、

頭蓋内圧の正常値は年齢により大きく異なる。成人では10～15mmH₂O以下とされている。

頭蓋内圧を一定に保つことができています。

2. 観察のポイント

1）髄液の量

　髄液は脳室の脈絡叢で 500mL/ 日産生され、脳室からくも膜下腔へ流れて静脈洞で吸収されます。

①オーバードレナージ

　圧設定のずれ、ドレナージ回路の破損などで過剰に髄液が排液されることです。低髄圧症状には傾眠、めまい、悪心・嘔吐などがあります。

オーバードレナージにより低髄圧症状が起こる！

②アンダードレナージ

　ドレーンチューブの屈曲や閉塞で髄液が排液さないことによって起こります。ガーゼなどへの漏出がないか確認します。

2）髄液の性状

　髄液の性状は無色透明ですが、髄膜炎を起こすと混濁、浮遊物が見られます。また、脳出血やくも膜下出血の場合、髄液に血液が混入するため、急性期では血性排液となります。排液の性状は経時的に淡血性、淡黄色（キサントクロミー）となります。

急に血性が強くなったら再出血の可能性があるため、すぐに医師へ報告すること！

　正常な髄液の量、性状を理解することが、異常の早期発見につながります。

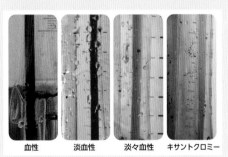

血性　　淡血性　　淡々血性　　キサントクロミー

髄液の肉眼的所見（上道真美ほか．これならわかる！
脳神経外科ドレーン管理．大阪，メディカ出版，2014，78
より転載）

3）髄液の拍動

　髄液圧には呼吸に一致した拍動が見られます。ドレナージ回路内の液面に拍動があるか確認することで、正確に頭蓋内圧が測定できます。拍動が弱い、もしくは見られない場合は、ドレーンの閉塞やクランプ開放忘れ、脳室の圧排などが考えられます。

脳室ドレーンでは不用意なミルキングは行わない！ミルキングを行うことで、ドレーン留置部位に圧がかかってしまい出血などのリスクが生じる！

3. ドレーンやチューブの管理

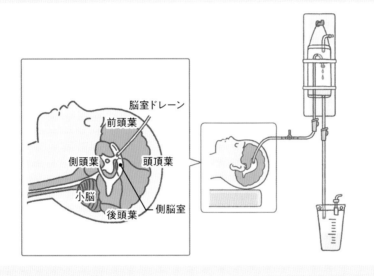

脳室ドレーン
前頭葉
側頭葉
頭頂葉
小脳
後頭葉
側脳室

　脳室には左右の側脳室と第三脳室、第四脳室の4つがあります。脳室ドレナージは側脳室前角もしくは後角を穿刺し、脳室ドレナージチューブを留置することで髄液圧を測定します。0（ゼロ）点は外耳孔の高さ（≒モンロー孔）となります。

脳の中に挿入される部分は、頭皮表面から5〜10cm程度になる。

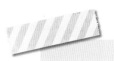

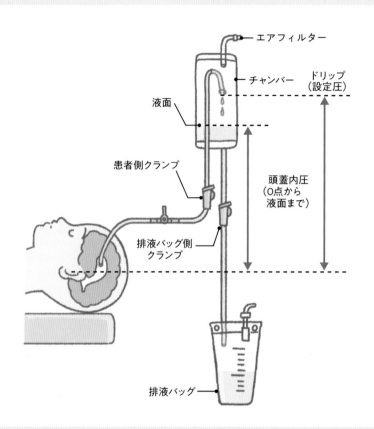

エアフィルター

チャンバー　　ドリップ
　　　　　　　（設定圧）

液面

患者側クランプ

頭蓋内圧
（0点から
液面まで）

排液バッグ側
クランプ

排液バッグ

　脳室ドレナージ中は、頭部の高さを一定に保つことが必要です。患者の体位調整を実施したのち、以下の手順でドレナージを開放します。

①ドレナージ回路を正しく固定する

②設定圧を確認し、外耳孔を0点として、高さを調整する

③排液バッグとエアフィルターのクランプを開放し、排液バッグ側クランプ、患者側クランプの順に開放する

　脳室ドレーンは適切な頭蓋内圧管理を実施することで、患者の呼

ドレナージ専用の固定器具を用いるが、チャンバーが落下しないよう管理が必要。

ドレナージの開放は患者に遠い場所から、ドレナージのクランプは患者側から行う！

吸・循環を維持します。不適切なドレーン管理は、患者に感染や頭蓋内圧亢進などの重篤な合併症を発生させる危険性があるため、十分な注意が必要です。ドレナージ管理にあたり、注意事項を以下に示します。

1）エアフィルターの管理

エアフィルターは、チャンバー内の圧を大気圧に設定します。そのため、フィルターが濡れていたりクランプされたりしていると、チャンバー内が陰圧となりオーバードレナージの原因となることがあります。

2）感染管理

ドレーン感染の原因には、ドレーン挿入部からの感染とドレナージ回路からの感染があります。

①ドレーン挿入部観察

ドレーン周囲の皮膚に髄液漏れや発赤、腫脹、熱感など局所の感染徴候がないか観察します。ガーゼやフィルムドレッシングの交換時は無菌操作で実施します。

髄液漏れが持続するようであれば、医師に報告すること！

②ドレナージ回路の管理

チャンバー内に滴下した髄液は無菌ではないため、チャンバー内の髄液がドリップ位置まで満たされると汚染とみなします。そのため、ドレーン開放時はしばらく滴下の状態を確認します。

3）ドレーンの固定

ドレーンが抜けてしまうと髄液が漏れて低髄圧となり、生命の危機に直結します。ドレーンは頭皮の皮下トンネルから皮膚に縫合されていますが、挿入部はフィルムドレッシングなどで被覆したのち、ループをつくり固定します。事故抜去が起こった場合は、挿入部を清潔に保ち、早急に医師へ報告する必要があります。

脳神経疾患患者は、意識状態の変化やせん妄症状などで自己にて注意することが困難な場合がある。

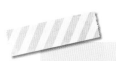

4. 患者ケアや日常生活上の注意点

1) 異常の早期発見

排液される髄液の量や性状をこまめに観察し、異常がある場合は早急に医師へ報告します。

2) 頭蓋内圧亢進を避ける

頭蓋内圧は咳やくしゃみ、排便時の努責などによって助長されます。気道クリアランスの援助や排便コントロールを行うなどの工夫が必要です。

3) 体位管理

廃用症候群の予防として、脳室ドレーン挿入中もポジショニングや床上のリハビリテーションを行うことは推奨されています。ベッド上で清潔ケアを含む日常生活援助を安全に実施できるよう、体位管理が必要です。患者にポジショニングの必要性を説明したうえで、ドレーンの閉塞や圧設定の変動に留意した管理が必要です。

4) 精神的ケア

脳室ドレーンを挿入する患者は生命の危機的状況にあることが多く、疾患や予後に関して不安を抱いていることが想像されます。それにくわえて、医療者からの頻回な神経学的所見の確認による休息の不十分さ、ベッド上安静に伴う活動制限など、患者はストレスフルな状態にあるといえます。身体的管理も重要ですが、患者の訴えの傾聴や言葉がけなど精神的ケアも重要となります。

意識レベルが低下した患者は、自身で異変を伝えることができない。そのため、患者のささいな変化も見逃さない観察が必要となる！

ドレーン挿入中でもどこまで患者の安静度を拡大することが可能か医師に確認しておくことが必要。

患者の状態によっては体動が激しく身体が下方へずりさがってしまい体勢を維持できない。そのため、こまめに体勢を整えることが必要。

精神的ストレスはせん妄を誘発する要因となる。せん妄を予防するために適切なツールを用いてせん妄の評価を行い、睡眠の促進や昼夜のリズムをつける看護ケアが必要。

2章3　スパイナルドレーン

1. 目　的

　スパイナルドレーンでは、以下の目的で腰椎間から腰椎くも膜下腔にドレーンを留置します。

□脳脊髄液排出による頭蓋内圧のコントロール

□くも膜下腔にたまった血液の排出

□髄液漏の治療

□髄膜炎の治療

□水頭症の治療

2. 観察のポイント

1）排液の性状

□正常：無色透明、無菌

□異常：くも膜下出血後は血性〜淡血性〜淡黄色へ変化。感染（髄膜炎）が起こると白濁したり浮遊物が混入する

2）排液の量

□脳脊髄液産生量：450〜500mL/日

□脳脊髄腔：約150mL

□排液量の目安：医師が指示した目標排液量でコントロールする

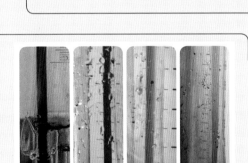

血性　　淡血性　　淡々血性　　キサントクロミー

髄液の肉眼的所見（上道真美ほか. これならわかる！脳神経外科ドレーン管理. 大阪, メディカ出版, 2014, 78より転載）

頭蓋骨内部（脳・血液・髄液）の圧のこと
正常は6〜18cmH₂O。

くも膜下出血で動脈瘤コイル塞栓術後に挿入する！

コイル塞栓術は開頭手術ではないので、腰椎からドレーンを挿入する。

ドレーンから髄液を排出して髄液圧を下げる。

ドレーンから直接抗菌薬の髄注（髄腔内）投与を行う。

急に血性が強くなったら再出血の可能性があるため医師に連絡！！

血液が排出されると徐々に淡くなる。

時間経過（約6時間）した出血は淡黄色に変化し、キサントクロミーとよばれる。

側脳室・脈絡叢で産生→第四脳室→くも膜下腔→脳表→くも膜顆粒→静脈洞で吸収。

図中ラベル：
脊髄
くも膜下腔
腰椎ドレーン
終糸
硬膜

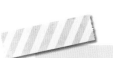

多量に排出されると頭痛・吐き気・倦怠感など
の低髄圧症状が見られる。脳室が過剰に縮小
し脳実質が引っ張られることで陰圧がかかり硬膜
下の架橋静脈が損傷し硬膜下血腫を起こす！

髄液が排出され
ないと水頭症の増
悪や頭痛・吐き
気など頭蓋内圧
亢進症状を起こす。

☐ 排液量過多：オーバードレナージとよぶ。設定圧や操作ミス（ド
  レナージ回路の管理ミス p.27 参照）、脳浮腫による頭蓋内圧亢
  進が原因

☐ 排液量過少：アンダードレナージとよぶ。設定圧や操作ミス（ド
  レナージ回路の管理ミス p.27 参照）、チューブトラブル（屈曲・
  閉塞・接続外れ・抜去）、刺入部からの髄液漏が原因

ドレーンが細いため
（約1.7mm）屈曲
や閉塞が起こりや
すい。

3）髄液の拍動

☐ 正常：拍動あり。髄液はくも膜下腔を循環しているため髄液面の
  拍動、流出を確認する。脳室ドレーンより細いため抵抗が強く、
  拍動が観察しづらい

ドレーンが細いた
め、ミルキングをし
てはいけない！

☐ 異常：拍動なし。設定圧や操作ミス（ドレナージ回路の管理ミス
  p.27 参照）、チューブトラブル（屈曲・閉塞・接続外れ・抜去）、
  刺入部からの髄液漏が原因

3. ドレーンの観察・管理

1）刺入部の観察・管理

観察点	原因	対応
痛み	挿入による刺激	経過観察 必要時は鎮痛薬を使用
	感染	発赤・腫脹・頭痛などの症状があれば医師へ連絡
腫脹	皮下出血	医師へ連絡
	皮下への髄液漏	医師へ連絡
出血	留置直後の止血不良	医師へ連絡
刺入部からの髄液漏	刺入部の穿刺穴が大きい	医師へ連絡
	ドレナージ不良	医師へ連絡
ドレーン縫合固定	縫合糸断裂	医師へ連絡
ドレーンテープ固定	体動や長期間貼付による固定不良	再固定 刺入部の固定は医師へ連絡

髄膜炎になる可能
性がある！

ドレーンが抜けてし
まう可能性がある！

ドレーン挿入時に抜
けないように縫合糸で
皮膚固定されている。

刺入部を観察するため透明
ドレッシング材で固定する！
ドレーンは背骨に沿わせなが
ら肩付近までテープ固定する！

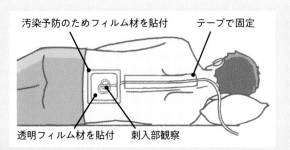

汚染予防のためフィルム材を貼付　　テープで固定

透明フィルム材を貼付　　刺入部観察

2）ドレナージ回路の観察・管理
①ドレナージ中
□ドレナージチューブ・ドレナージ回路・排液バッグが接続されているか

□回路用ラックと支柱スタンドが固定されているか

接続がゆるいと感染やドレナージトラブルとなる！

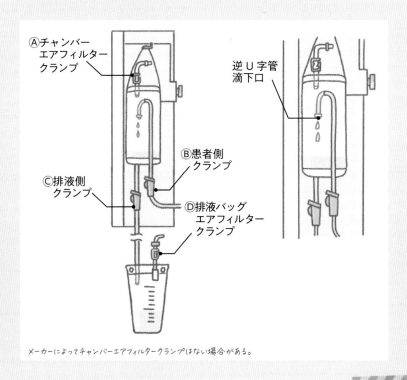

Ⓐチャンバー
エアフィルター
クランプ

Ⓑ患者側
クランプ

Ⓒ排液側
クランプ

Ⓓ排液バッグ
エアフィルター
クランプ

逆U字管
滴下口

メーカーによってチャンバーエアフィルタークランプはない場合がある。

医師により外耳孔・腋窩・刺入部など異なる。

ラックからチャンバーが落下するとオーバードレナージとなる！

付属のロープやループで固定する。

□チャンバーが回路用ラックに固定されているか

□医師の指示した部位が0点になっているか（レーザーポインターで確認）

患者やほかの人の目に当たらないように注意！

□医師の指示した設定圧にチャンバーがセットされているか

□チャンバーの逆U字管滴下口（円盤リング・マーキングライン）が設定圧にセットされているか

回路用ラックの可動性圧設定が固定されているか確認する！

□回路の各クランプが開放してあるか

□エアフィルターの汚染がないか

□ドレナージされているか（髄液の拍動、滴下を確認）

汚染があるとオーバードレナージになる！フィルターは2カ所！

②ドレナージ中断時（処置・ケア）

　回路のクランプは、以下の順番で閉鎖します。

　Ⓑ患者側クランプ

　Ⓒ排液側クランプ

　Ⓓ排液バッグエアフィルタークランプ

　Ⓐチャンバーエアフィルタークランプ（メーカーによってない場合あり）

体動により0点が変化するため！

③移動時

　チャンバー内の排液を排液バッグへ流します。次に、②ドレナージ中断時に記載した順にクランプ閉鎖操作を行います。その後、回路をラックから外し、1つにまとめてビニール袋に入れます。

　回路を横にして移動するときは、チャンバー内にエアフィルターがついている場合はチャンバー内のエアフィルターを下向きにして移動します。

チャンバー内のフィルターが濡れてオーバードレナージを起こすため。

④ドレナージ再開

　回路用ラックと支柱スタンドが固定されているか確認します。そして、チャンバーを回路用ラックに固定し、ドレナージチューブ・ドレナージ回路・排液バッグの接続を確認します。

ラックからチャンバーが落下するとドレナージトラブルとなる！

接続がゆるいと感染やドレナージトラブルとなる。

　次に、医師の指示した部位が0点になっているか、レーザーポインターで確認します。医師の指示した設定圧にチャンバーをセット

患者やほかの人の目に当たらないように注意する！

0点からの高さのこと。単位はcm。チャンバーの高さで頭蓋内圧を調整する！

回路用ラックの可動性圧設定が固定されているか確認！

し、チャンバーの逆U字管滴下口（円盤リング・マーキングライン）を設定圧にセットします。

　その後、回路の各クランプを下記の順番で開放します。

　Ⓐチャンバーエアフィルタークランプ（メーカーによってない場合あり）

　Ⓓ排液バッグエアフィルタークランプ

　Ⓒ排液側クランプ

　Ⓑ患者側クランプ

　エアフィルターに汚染がないか確認したのち、ドレナージされているか髄液の拍動を確認します。意識レベル、神経所見、バイタルサインを観察します。

3）ドレナージ回路の管理ミス

　ミスを確認したら意識レベル、バイタルサイン、神経所見、排液の性状、排液量の変化、自覚症状（低髄圧症状・頭蓋内圧亢進症状

ミス	現象	原因	対応
設定圧が高い	アンダードレナージ	設定間違い	設定圧にセット
設定圧が低い	オーバードレナージ	設定間違い	設定圧にセット
ドレナージ中、患者側のクランプが閉鎖されていた	・髄液が排出されない ・アンダードレナージ	操作・確認間違い	患者側のクランプを開放
ドレナージ中、排液側のクランプが閉鎖されていた	・髄液が排出されない ・アンダードレナージ	操作・確認間違い	排液側のクランプを開放
ドレナージ中、チャンバーエアフィルターのクランプが閉鎖されていた	・サイフォン現象 ・オーバードレナージ	操作・確認間違い	チャンバーエアフィルターのクランプを開放
フィルター汚染	オーバードレナージ	移動時のクランプ閉鎖忘れによる汚染	回路・排液バッグの交換

総論（p.11）参照。

チャンバーエアフィルター汚染は医師にて回路交換。
排液バッグエアフィルター汚染は看護師が交換する！

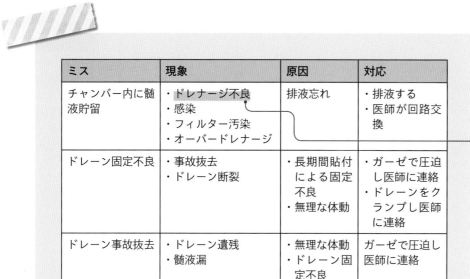

ミス	現象	原因	対応
チャンバー内に髄液貯留	・ドレナージ不良 ・感染 ・フィルター汚染 ・オーバードレナージ	排液忘れ	・排液する ・医師が回路交換
ドレーン固定不良	・事故抜去 ・ドレーン断裂	・長期間貼付による固定不良 ・無理な体動	・ガーゼで圧迫し医師に連絡 ・ドレーンをクランプし医師に連絡
ドレーン事故抜去	・ドレーン遺残 ・髄液漏	・無理な体動 ・ドレーン固定不良	ガーゼで圧迫し医師に連絡

排液が滴下口に接触しドレナージ不良となる！
チャンバー内にフィルターがある場合は、汚染によりオーバードレナージとなる！

など）もあわせて確認し、医師に報告します。

　意識レベルの低下や排液性状の血性変化が見られたときは、医師の指示のもとドレナージを中断する必要があります。

4）排液バッグの交換

　排液バッグは無菌操作で交換します。各施設の交換基準に沿って実施しましょう。

頭蓋内腔は感染に弱い！
ドレーンは10日以上留置すると感染のリスクが高くなる。

5）刺入部の消毒・包帯交換

　各施設の基準にもとづいて刺入部を観察し、消毒、包帯交換を行います。排泄時の汚染の際は、感染リスクからすぐに包交を行います。

4. 患者ケアや日常生活上の注意点

　脳神経外科領域のドレーン管理では、患者ケアや患者説明は意識レベルにあわせた介入が必要です。以下にポイントをまとめます。

1）看護師が注意すること

□移動、食事、清拭、体位変換など、体動で0点が変化するときはドレナージを一時中断する

□ドレナージ再開時は意識レベル、神経所見、バイタルサインに異

カーテンの開閉、照明の調整、日中の家族の面会など。

ドレッシング材の上からさらにフィルム材を貼付し汚染予防する。
汚染時はフィルム材のみ交換する。

心電図モニターや尿道カテーテルなどすべてのルート類の事故抜去予防が必要！
長さや誘導位置、固定場所に注意する。

　　常がないか確認する

□ ベッド上で排泄を介助する場合は、刺入部を便で汚染しないよう配慮する

□ ドレーンの事故抜去が起こらないよう、ルート類を整理する

□ ベッド上安静による精神的苦痛に寄り添う

□ 床上排泄介助時は羞恥心に配慮する

□ 昼夜の生活リズム、環境整備を行いせん妄予防、睡眠確保に努める

□ 医師に安静度を確認し、可能な範囲で離床を進める

□ 深部静脈血栓症の予防に努める

□ 筋力低下予防のため理学療法士や作業療法士と連携しリハビリを行う

病室にカレンダー、時計を設置し時間経過を伝える。

2）患者に説明すること

□ ドレナージ、ベッド上安静の必要性

□ 起き上がったり寝返りをするとドレーンの事故抜去のリスクがあるため、看護師を呼ぶこと

□ 頭痛、吐き気などの気分不快を感じたら看護師に伝えること

□ ドレーンやルート類は触らないこと

□ 精神的、身体的につらいときはいつでも話を聞くこと

□ 四肢の運動制限はないことを説明し、深部静脈血栓予防運動を指導する

□ ベッド上でできるリハビリの必要性を説明する

ドレナージ不良の初期症状。

2章4　硬膜下・硬膜外ドレーン

1. 目 的

　硬膜下・硬膜外ドレーンは、以下の目的で硬膜下や硬膜外にドレーンを留置します。

□開頭術、穿頭術後に頭蓋内に残った血腫、空気、洗浄液の排出
□血腫により圧迫されていた脳実質の回復

術翌日または翌々日のCT検査で血腫内容が十分に流出したと判断されたら抜去される。

2. 観察のポイント

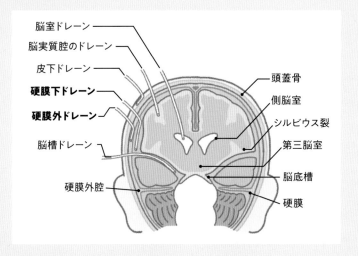

脳室ドレーン
脳実質腔のドレーン
皮下ドレーン
硬膜下ドレーン
硬膜外ドレーン
脳槽ドレーン
硬膜外腔

頭蓋骨
側脳室
シルビウス裂
第三脳室
脳底槽
硬膜

1) 排液の性状
□正常：血性～淡血性
□異常：濃血性、無色透明

血腫を洗浄した場合は洗浄液（無色透明）が混入したものが流出する。

後出血の可能性があるため医師に連絡！

2) 排液の量
□排液量の目安：硬膜下ドレーン50～60mL/日程度、硬膜外ドレーン200mL/日程度。時間とともに減少

開頭術後、縫合した硬膜からの髄液漏の可能性があるため医師に連絡！

□排液量増加：血性の排液が続く場合は再出血の可能性
□排液量減少：排液流出が突然止まった場合、血液の塊形成による
　　　　　　　ドレーン閉塞の可能性

3. ドレーンの観察・管理

1）刺入部の観察・管理

観察点	原因	対応
痛み	挿入による刺激	経過観察
	創部周囲と近接	必要時は鎮痛薬を使用
	ドレーン縫合糸による刺激	
腫脹	皮下出血	医師に連絡する
	感染	
出血	ドレナージ不良 皮下出血	創部をガーゼで覆い医師に連絡する
ドレーン縫合固定	縫合糸断裂	医師へ連絡
ドレーンテープ固定	頭髪による固定不良	再固定

外傷受傷時は創感染のリスクがある。

無剃毛の場合、毛髪があるためテープが浮いてくる。
頭皮への固定が弱くなる。

2）ドレーン・排液バッグの観察・管理

　創部、ドレーンの固定がゆるんでいないか定期的に確認します。ドレーンには屈曲やねじれがないか、ドレーンと排液バッグの接続がゆるんでいないか、排液バッグが指示された位置に固定されているか、ドレーンのクランプは開放されているか、について観察します。
　体動時は、ドレーンクランプを閉鎖します。

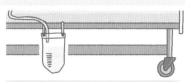

閉鎖式ドレーンの排液バッグはドレーンの挿入部より低い（ベッド上やベッド柵）位置にしっかりと落ちないように固定する。

医師の指示した場所に固定する。
ベッド上やベッド直下が多い。鉗子やテープで固定する。排液バッグが落下すると陰圧がかかり低髄圧や髄液漏が起こる。

4. 患者ケアや日常生活上の注意点

　脳神経外科領域のドレーン管理では、患者へのケアや説明は意識レベルにあわせて行う必要があります。

1）看護師が注意すること

□ 術後疼痛のコントロール

□ 移動、食事、清拭、体位変換など、体を動かすときはドレナージを一時中断する

□ ドレナージ再開時は意識レベル、神経所見、バイタルサインに異常がないか確認する

□ ドレーンの事故抜去が起こらないようルート類を整理する

□ ベッド上安静による精神的苦痛に寄り添う

□ 床上排泄介助時は羞恥心に配慮する

□ 血腫形成による意識レベルの一時的な低下、手術時の鎮静薬使用によるせん妄などで起こり得る事故抜去を予防する

□ 昼夜の生活リズム、環境整備を行いせん妄予防、睡眠確保に努める

□ 医師に安静度を確認し、早期離床に努める

□ 筋力低下予防、麻痺に対して理学療法士や作業療法士と連携しリハビリを行う

□ 早期退院を目指し退院調整を行う

2）患者に説明すること

□ 頭痛や創部痛があるときは鎮痛薬を使用できること

□ ドレナージ、ベッド上安静の必要性

□ 事故抜去や感染のリスクがあるため、ドレーン刺入部や創部を触らないこと

□ 起き上がったり寝返りをするとドレーンの事故抜去のリスクがあるため看護師を呼ぶこと

□ 頭痛、吐き気、四肢麻痺などを感じたら看護師に伝えること

□ 点滴や心電図モニターなどのルート類は触らないこと

□ ドレーン抜去後は早期離床の必要性を説明する

事故抜去やオーバードレナージを予防するため。

心電図モニターや点滴などすべてのルート類の事故抜去予防が必要。長さや誘導位置、固定場所に注意する。

ルート類整理、家族の面会や一時的な付き添い依頼。

カーテンの開閉、照明の調整、日中の家族の面会など。

病室にカレンダー、時計を設置し時間経過を伝える。

在院日数を予想し、早期に家族から情報を収集して退院調整を行う。

ドレナージ不良や血腫形成の可能性がある！

3章

耳鼻咽喉系

3章1　頚部閉鎖式ドレーン

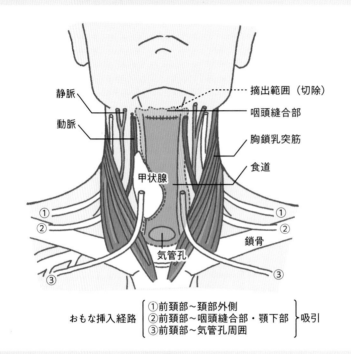

静脈
動脈
甲状腺
気管孔

摘出範囲（切除）
咽頭縫合部
胸鎖乳突筋
食道
鎖骨

おもな挿入経路　┌①前頚部～頚部外側
　　　　　　　　│②前頚部～咽頭縫合部・顎下部　┐吸引
　　　　　　　　└③前頚部～気管孔周囲

頭頚部外科のおもなドレーン留置部位

1.　目　的

　頭頚部の手術（耳下腺手術、顎下腺手術、唾液腺手術、甲状腺手術、頚部リンパ節郭清手術、咽頭・喉頭全摘手術）では、摘出部からの出血による術後血腫の早期発見と予防のためドレーンを留置します。死腔にたまった血液と滲出液を、閉鎖式陰圧でドレナージすることが目的です。

　頭頚部外科でとくにドレーン管理が重要となるのは、喉頭全摘手

麻酔覚醒後の血圧変動や体動で出血のリスクが高く要注意！

頭頚部の場合、摘出部のスペースが小さいため、少量の出血でも血腫による合併症を生じやすい。

34

術直後は、30分で30mL以上の排液があれば後出血の可能性が高く要注意。

術で①前頸部〜頸部外側、②前頸部〜咽頭縫合部・顎下部、③前頸部〜気管孔周囲、に閉鎖式陰圧ドレナージを行います。

2. 観察のポイント

ドレーン挿入部の皮膚の状態や、挿入されたチューブが固定されているか、ドレナージ圧がかかっているか観察します。
ドレーン留置中は、ドレナージされた排液量・性状を観察します。
排液の観察のポイントは、以下のように、時期別に注意が必要です。

ドレーン固定に使用するテープによる皮膚トラブルに注意!

ドレーンが創部から抜けていないか観察。挿入時のドレーンの位置を確認する。

陰圧が持続的にかかり持続吸引できているか観察する。

正常経過	異常経過	ポイント
1日目	血性	・術直後の排液は、「血性（暗赤色）」を呈し、徐々に血液と滲出液の混じった「淡血性」になる。
2日目	混濁	・完全に止血が得られると滲出液の「漿液性（淡黄色透明）」へと変化する。
3日目		・鮮血の排液が続く場合は「術後出血」が疑われ注意が必要。
4日目		・食事開始後に乳白色となる場合や大量の黄色の排液がある場合は「リンパ漏（リンパ管損傷）」を疑う。
5日目		
6日目	膿性	・排液に泡が混じり唾液のにおいがする場合は「咽頭瘻孔」が疑われる。
7日目		・膿性の排液がある場合は「感染」が疑われる。

排液の観察ポイント

手術当日の性状は血性、術後1〜3日目には、淡血性から漿液性となる。
大量の黄色の排液や、白濁した排液の場合はリンパ漏の可能性があり注意が必要。排液がにおう場合や膿性の場合は感染が疑われる。

3. ドレーンやチューブの管理

頭頸部外科のドレーンに関しては、以下のポイントをチェックします。
□排液ボトルの陰圧が十分にかかっているか
□創部の腫脹がないか
□ドレナージチューブが創部から抜けていないか

ともに早急の対応が必要!

死腔や血腫を予防するために陰圧がしっかりとかかっていることが重要!
訪室ごとに陰圧がかかっているか観察すること!

排液後に再度陰圧をかけることを忘れない!

ドレナージの効果が十分でないと、創部の腫脹が現れる可能性がある。

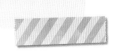

□ドレナージチューブに閉塞がないか
□刺入部から排液ボトルまで、ドレナージチューブが屈曲していないか
□臥床中、ドレナージチューブが身体の下に入り込んでいないか
□ドレナージチューブのテープ固定が外れていないか

テープ固定が外れると事故抜去のリスクが高まる！

4. 患者ケアや日常生活上の注意点

1）事故抜去の予防
□ドレナージチューブは引っ張らないなど、患者さんに注意点を説明する
□衣服は前開きタイプのものにする
□ドレナージチューブは、確実に皮膚（テープで固定）や衣服（安全ピンで固定）に2カ所以上で固定する

前開きの衣服はドレナージチューブ挿入部の近いところからチューブを衣服外に出せるため、屈曲の予防ができる。

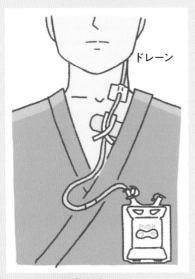

ドレーン

ドレーンの固定方法

離床中に患者がドレナージチューブを引っ張らないように、固定位置にも注意！

2）術後の身体の変化についての対応

　術後の状態について術前に十分オリエンテーションを行っても、実際に術後ドレナージチューブなどルート類が挿入され、痛みがある状況に置かれると、患者は不安を抱きやすいです。痛みがある場合は鎮痛薬を使用し、痛みの緩和を図ります。不安に対しては、患者の話をよく聞いて、疑問点が解消できるようにかかわり、患者が心身の安静を保つことができるように支援します。

　頚部リンパ節郭清を行った場合、術後一時的に肩が動かしにくくなることがあります。いずれは回復していくことを説明し、回復するまでは、肩の動きが維持できるようリハビリの指導を行います。創部周囲の皮膚の感覚低下やしびれも起こる可能性があります。切除範囲によるものですが、感覚神経を温存した場合は時間とともに（個人差がある）感覚は戻ってくることが多いです。しかし、感覚神経を切除した場合は時間が経っても改善しないことが多いことを覚えておきましょう。個人差はありますが感覚低下も患者の不安につながりやすいため、いずれ回復する可能性があることを伝え、しびれ感などで日常生活に困難さを感じている場合はその支援を行います。

3）皮膚トラブルの予防

　ドレナージチューブをテープで皮膚に固定するため、皮膚トラブルを起こす可能性があります。皮膚の状態（発赤や掻痒感などテープかぶれが起こっていないか）を観察し、皮膚の状態にあったテープを選択しましょう。

　頭頚部がんで放射線治療後、頚部リンパ節に腫瘍が残存していた場合、頚部リンパ節郭清を行うことがあります。そのような患者の場合、放射線性皮膚炎によって頚部の皮膚が脆弱化している可能性があり、創部感染にはより注意していく必要があります。

手術によって副神経を切除し、僧帽筋の動きが妨げられるため。

勤務ごとに刺入部やテープ固定部の皮膚の状態を観察する！

MEMO

4章

心臓・呼吸器系

4章1　心嚢ドレーン

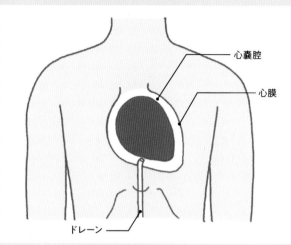

心嚢ドレーンの留置部位（前面）

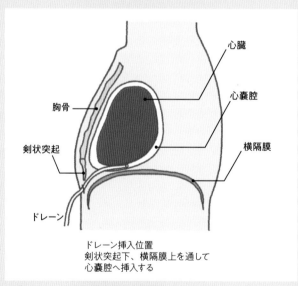

ドレーン挿入位置
剣状突起下、横隔膜上を通して
心嚢腔へ挿入する

心嚢ドレーンの留置部位（側面）

手術直後や心破裂で
は血性が強くチューブが
閉塞しタンポナーデを
合併することがある！
そのため、心電図モニター
管理が推奨される。

□ドレーンは皮下トンネルを通し、胸骨か横隔膜上で心嚢へ挿入

□穿刺の場合、エコー下で剣状突起下から挿入

□悪性心膜腫瘍が原因の心タンポナーデに対しては、対症療法として横隔膜を切開し腹腔内にドレナージすることがある

1. 目　的

□心嚢にたまった血液、漿液、空気、手術操作による洗浄液を排出することで、心タンポナーデによる心臓の動きの制限を解除、改善する

□心嚢水をモニタリングし、心嚢水貯留の原因を探る

原因：開心術術後、心筋梗塞による心破裂、大動脈解離。

2. 観察のポイント

1）排液の性状

排液は、血性〜淡血性〜漿液性と色調が変化します。

2）排液の量

「排液量が多い＝出血」です。1時間に100mLの血性排液があり、それが2時間以上続く場合、または1時間に200mL以上の血性排液がある場合が相当します。

「排液量が極端に少ない、または急激な減少＝ドレーンの閉塞」と考えましょう。凝血塊によるドレーン閉塞から心タンポナーデをきたす可能性があります。

3）感染徴候

以下の項目を観察します。

□排液の性状（白濁、混濁の際には感染を疑う）

□ドレーン刺入部の発赤、腫脹、滲出液の有無

□血液データ（白血球数、CRP、プロカルシトニン）

抜去の際、必要時はドレーン先端培養を実施する！

感染に伴う炎症で分泌されるタンパク。

4）不整脈出現の有無

VPC（ventricular premature contraction）などの不整脈が頻発

ドレーン先端が心臓にあたり不整脈の原因となるため、頻回に不整脈が起こる場合には先端位置の変更を考慮する。

4　心臓・呼吸器系

する可能性があります。

5）吸引圧

　医師の指示圧で吸引できているか確認します。 ―――――――――

通常、持続吸引。
−20cmH₂O。

6）エアリークの確認

　エアリークが見られる場合は、ドレーンの破損や接続不良、事故
抜去の可能性があります。

3.　ドレーンやチューブの管理

　血性が強い場合、凝血・フィブリンによるドレーン閉塞の可能性
があります。そのため、適宜ミルキングを実施しましょう。

　チューブは確実な接続と固定を行い、2カ所以上で固定します。

ミルキングの際には
チューブを損傷しな
いように注意する!

固定による表
皮剥離など、
皮膚トラブル
に注意する!

ラインをひく

チューブ固定時のコツ

挿入部位とその他
1カ所。

ドレーンと固定用テー
プにラインをひくこと
で、ドレーンが抜け
てきていないか確認
できる。

　ベッドサイドに排液ボトルを設置する際は、倒れない位置に設置
しましょう。感染予防のため、排液バッグはドレーン挿入部位より
高く上げてはいけません。

　ドレーンは、排液量が100mL/日で性状が淡々血性から漿液性
であれば抜去を考慮します。

　ドレーンの排液ボトルを交換するときには、チューブ鉗子で2カ
所以上クランプします。心嚢内への空気の流入を防ぐため、水封室
に蒸留水を充填します。

排液の貯留は細
菌の培地となるた
め、チューブの屈曲
に注意し、適宜誘
導して排液を促す。

チューブの固定方法

固定用テープは、以下のように加工します。

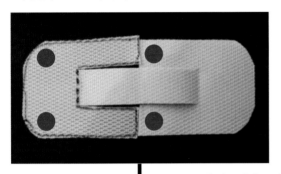

↓黒く囲った部分を皮膚に貼る

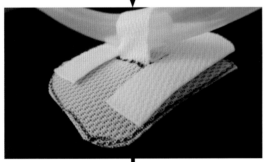

↓テープの真ん中の部分でドレーンを固定する

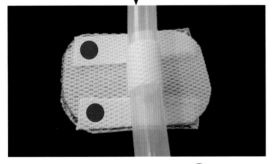

1枚目の ● が重なるように皮膚に貼る

離床が進んでいる患者の場合は事故予防のため2カ所以上の固定を実施する。

皮膚障害予防のため、皮膚と固定用テープの間にフィルムを貼る！

4. 患者ケアや日常生活上の注意点

1）患者の理解が必要

　心嚢ドレーンは、患者自身にドレーンの必要性を理解してもらったうえで管理する必要があります。患者に不穏、せん妄が見られる場合には、事故抜去の可能性があります。

2）疼痛管理

　凝血によるドレーン閉塞の可能性から比較的太いチューブを使用するため、疼痛が増加します。

3）早期離床

　安静に伴う合併症予防のため、ドレーン挿入中であっても離床を行います。離床の際には、点滴棒に排液ボトルを固定するなどし、離床しやすいよう工夫しましょう。

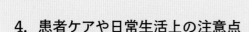

点滴棒に固定した排液ボトル

4）不安の軽減

　患者自身がチューブを視認できるため、ボディイメージの変調、

必要時には、患者または家族の同意のもと身体抑制を実施する。

積極的に疼痛管理を実施する。

離床の際には事故抜去予防のため看護師が付き添うことを推奨。

疼痛から不安を感じる可能性があります。ドレーンの必要性について十分な説明を実施しましょう。

> ドレーンが不要となれば早期に抜去する。

5）挿入中の注意点

事故抜去の際には、すぐに医療者に知らせてもらうよう指導します。

体動時にはチューブが身体の下敷きにならないように、また屈曲による閉塞を起こしたり、引っ張られないよう患者に説明します。

MEMO

4章2　胸腔ドレーン

1. 目　的

　胸腔ドレーンは、以下の目的で挿入します。

□胸水貯留時の排液目的

□気胸に対する脱気目的

□開胸手術時：胸腔内の体液（反応性胸水）の排液目的。術後出血
　などのモニタリング・排液目的

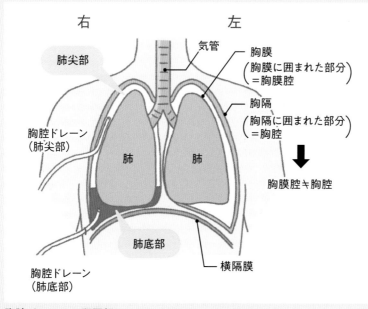

胸腔ドレーンの留置部

肺の下部（肺底）に液が貯留しやすいので、肺底部へドレーンを挿入することが多い。

肺の上部（肺尖部）に空気が貯留するので肺尖部へドレーンを挿入することが多い。

排液目的のドレーンであるため、肺底部への挿入が多い。

2. 観察のポイント

1）排液の性状

通常、胸水は漿液性ですが、術直後は血性が強く数日で漿液性に変化していきます。血性が持続、もしくは混濁してくる場合などは出血・感染を疑い注意します。

2）排液の量

排液量は、性状の変化と比例して、徐々に少なくなります。100mL/h の血性排液が 2 時間以上続いたり、200mL/h 以上の血性排液が見られたりする場合は、出血している可能性が高いです。

急に排液量が少なくなった、もしくは急に排液が止まった場合は、ドレーン閉塞が疑われます。ドレーン閉塞の原因は、おもに血液の塊・フィブリンやドレーンの屈曲などです。

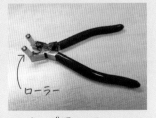

ドレーン挿入部

ミルキング方向

ドレーン挿入部に力が加わらないよう片手でドレーンを保持

出血の随伴症状（心拍数増加・脈圧低下など）がないかチェックし、すぐ先輩に相談後ドクターコールする！

ドレーンの外部から見るとわかりにくいが、指でドレーンを押すと、ドレーン内にゼリー状の塊があるのがわかる。

閉塞予防のためミルキング用ローラーにてドレーンミルキングを行う。ドレーンが閉塞し、液が体内に貯留している場合は、皮膚のドレーン挿入部から体液が漏れて（脇漏れ）くることがあるため、ドレーンの挿入部も同時にチェックする。

ローラー

ミルキング用ローラー

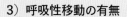

陰圧が保たれていれば、呼吸に合わせてドレーン内の液が前後に数cm動く（呼吸性移動）。なければ医師へ報告する。

3）呼吸性移動の有無

　患者の呼吸に合わせて<u>ドレーン内を胸水が移動している</u>か確認します。<u>胸腔内の陰圧が保たれている</u>かも確認します。

正常な胸腔内は陰圧！

4）皮下気腫の有無

　ドレーン挿入部と皮膚との間にすき間が生じると、そこから皮下に外気が入り込み皮下気腫を認めることがあります。

5）エアリークの有無

　<u>水封室の蒸留水内に泡が浮いてこないか</u>確認します。気胸など脱気目的の挿入の場合は、挿入直後に泡が多く認められますが、時間の経過とともに<u>泡は少なくなり消失します</u>。

　ドレーン自体の損傷や接続不良、事故抜去などによるエアリークと鑑別する必要があります。

泡は目で見てもわかるが、患者が話すたびに間欠的に泡とともに「ポコポコ」という音が聞こえることが多い。

気胸の脱気目的であれば、ドレーンの観察とともに、肺音聴取をし虚脱部分の肺音が聴取できるようになったか確認する。
泡がずっと続く場合は気胸が改善していないため、医師に報告する！

水封室拡大
（水封室の中がわかりやすいよう水に色をつけている。通常は無色透明の蒸留水）

水封室

ドレーンをクランプする位置によって、どの位置でエアリークが起こっているか調べることができる。

握雪感を認める。もし皮下気腫が出現した場合は、ドクターコールし診察を依頼する。皮下気腫の境界線をペンなど点線でマーキングし、増悪がないか観察を続ける（数日で皮下に吸収されればOK）。

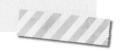

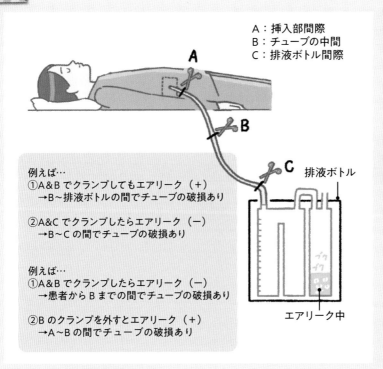

A：挿入部間際
B：チューブの中間
C：排液ボトル間際

A

B

C 排液ボトル

例えば…
①A&Bでクランプしてもエアリーク（＋）
→B〜排液ボトルの間でチューブの破損あり

②A&Cでクランプしたらエアリーク（ー）
→B〜Cの間でチューブの破損あり

例えば…
①A&Bでクランプしたらエアリーク（ー）
→患者からBまでの間でチューブの破損あり

②Bのクランプを外すとエアリーク（＋）
→A〜Bの間でチューブの破損あり

エアリーク中

エアリークの位置の確認方法

6）ドレーン感染の有無

　ドレーン挿入部の皮膚発赤がないか、排液が混濁していないか確認します。

7）吸引圧

　医師の指示どおりの吸引圧になっているか確認します。

3. ドレーンやチューブの管理

1）水封室の蒸留水は十分入っているか

　ドレーン使用開始の際は、かならず水封室に蒸留水を充填します。決められた量を入れなければなりません。

気胸など水封室内に泡が多く認められる場合は、気化によって徐々に蒸留水の量が少なくなるときがあるため注意する！

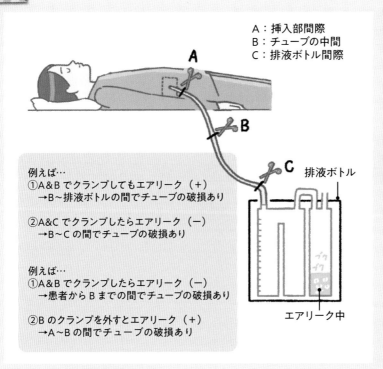

とくに検査時の患者移動などドレーン本体を上に持ち上げる際には、挿入部より上に持ち上げないように注意する。やむを得ず持ち上げる場合は、いったんドレーンをクランプし、逆流を防ぐ。

2）排液ボトルの位置が挿入部より上になっていないか

　逆行性感染予防のため、ドレーン内にある排液が体内に戻らないよう注意します。

3）ドレーン固定方法

　4章1 心嚢ドレーンの固定方法（p.42）も参照のこと。

□患者の体位によって屈曲・閉塞など起こっていないか

　横臥位や仰臥位の際に、ドレーンが身体の下敷きになりやすいです。排液量をチェックし、急な排液停止や排液減少がないか注意します。

なんらかの原因で閉塞している場合は、ドレーン挿入部からの脇漏れが見られることが多い。

□クランプ鉗子を使用する際の注意

　胸腔ドレーンをクランプする際は、必ず2カ所をクランプします。クランプ鉗子同士の距離は離れていてもかまいません。またドレーン損傷を避けるため、クランプ鉗子とドレーンの間に柔らかい布などを1枚挟むといいです。

とくにドレーンバッグ交換時などには、外気の入り込みを防ぐため注意する。1カ所ではもし誤って外れてしまった場合に外気が入り込んでしまうため、2カ所でとめておく！

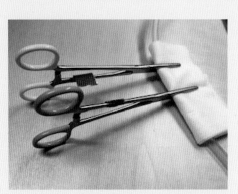

ドレーンのクランプ（鉗子で2カ所挟む）

4. 患者ケアや日常生活上の注意点

1）不安の軽減

　患者自身がチューブを視認できるため、ボディイメージの変調、疼痛から不安を感じる可能性があります。ドレーンの必要性につい

ドレーンが不要となれば早期に抜去する。

術後早期の生理的な痛みのほかに、固定方法が悪く、ドレーンと皮膚の縫合糸が引っ張られる形で固定されていることもあるため、その場合は固定し直す。また、ドレーン挿入部の皮膚に発赤が見られ、挿入部周囲に少量でも膿汁が見られるような場合は感染が疑われるため医師に報告する。

て十分な説明を実施しましょう。

2）ドレーン挿入部位の疼痛

ドレーン挿入直後は痛みを感じることが多いため、つねに痛みの有無・程度を確認します。痛みが軽減されていないと休息や睡眠が確保されず、場合によってはせん妄が出現することもあります。とくに術後早期は疼痛管理が重要であり、積極的に鎮痛薬を使用します。

3）ドレーン固定部の皮膚観察

ドレーン固定部はテープによる剥離刺激があるため、皮膚障害が出やすいです。

とくに皮膚の弱い患者には、固定テープを貼る前に皮膚保護剤を塗布したり、剥離刺激が少ないよう剥離剤を使用し、発赤・表皮剥離などの皮膚障害を起こさないよう注意します。すこしでもかゆみ・ヒリつきなどがあった場合は、看護師に伝えるよう説明します。

側臥位の際も、ドレーンが身体の下敷きになり皮膚に圧がかかりやすいため、固定の際は体位による圧迫も予測して固定する。

4）ドレーン本体の設置位置

ベッドサイドに直接置く場合は誤ってドレーン本体を倒してしまうのを防ぐため、患者や医療者の足に当たりにくい位置に設置します。

機械を点滴棒に固定してある場合は、ドレーンチューブが伸展しすぎず、かつ患者がベッドから降りる際に邪魔にならない場所に設置する。

とくにベッドの両サイドの下にかかる位置にドレーン本体を設置すると、電動ベッドなどでベッドの高さを下げた際に、機械の上から強い力が加わり破損の原因になる。

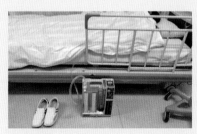

直に設置したドレーン

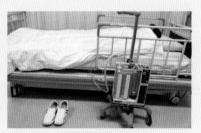

ドレーンを点滴棒に固定

4 心臓・呼吸器系

5）点滴棒への固定

　術後離床が始まり、ベッド下へ降りる場合は、専用の架台で点滴棒に固定し患者が動きやすいようにします。

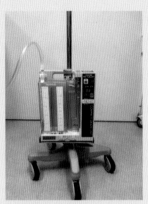

点滴棒に固定したドレーン本体

6）ドレーンの事故抜去への注意

　離床など患者が動く際には、ドレーンを踏んだり本体を倒すなどして、チューブに過剰な伸展が加わり、ドレーンが事故抜去に至ることがあります。

　患者にドレーンの取り扱い・チューブへの注意喚起などを説明し、もし抜去に至った場合はすぐにナースコールで知らせてもらうよう説明しておきましょう。とくに高齢者やせん妄を認める患者の場合に事故抜去のリスクが高いため、患者の動きを把握できるよう、離床センサーなどを使用することもあります。

あくまで危険予測のためであり、まずはせん妄予防のケアを行うことが重要！！

事故抜去に至った場合は、即ドクターコール、手袋（清潔でなくても可）をしドレーンが挿入されていた部位を清潔ガーゼで押さえる。ドレーンが途中で外れた場合も同様に、ドクターコールをしてチューブの途中ですぐにクランプし、肺のエア入り・呼吸苦有無・SpO_2 などを観察する。患者に挿入されているチューブの先端が不潔になっていないか確認する。不潔になった場合は、再接続はせずに医師に相談する。

4章3 縦隔ドレーン

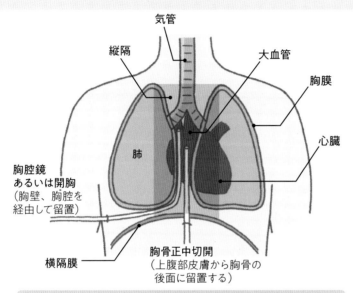

気管

縦隔

大血管

胸膜

肺

心臓

胸腔鏡
あるいは開胸
（胸壁、胸腔を
経由して留置）

横隔膜

胸骨正中切開
（上腹部皮膚から胸骨の
後面に留置する）

縦隔：胸腔内の両側肺、横隔膜、胸椎、胸骨に囲まれた部位で、
　　　心臓、大血管、気管、食道、胸腺などが含まれる。
　　　縦隔と胸腔は壁側胸膜で隔てられている。

縦隔ドレーンの留置部位

1. 目　的

　縦隔ドレーンは、心臓・縦隔手術の術後に、縦隔に貯留した血液
や体液を排出させる目的で挿入します。

2. 観察のポイント

1）排液の量

　血性の排液が1時間に100mL以上あり、それが2時間以上持続

胸骨正中切開の場
合は、正中創の直
下から挿入し、心
嚢の前に留置する。
肋間切開の場合
は、胸腔を経由する。

する、または血性の排液が1時間に200mL以上ある場合は出血の可能性があります。

　排液量が急激に減少した場合はドレーンの閉塞を疑い、ドレーンの屈曲やねじれがないかを確認します。屈曲がない場合は血塊などによる閉塞を疑い、適宜ミルキングを行います。100mL以下/日の排液量が抜去の目安です。

2）排液の性状

　排液は血性から淡血性、漿液性へと変化します。排液が混濁していたり、膿性であったりする場合は感染が疑われます。

　排液の性状が淡血性から漿液性になれば、抜去の目安です。

3）吸引圧

　吸引圧が医師の指示どおりに設定されているか確認します。

4）エアリークの有無

　エアリークがある場合は、ドレーンの破損や接続不良、事故抜去を疑います。

5）感染徴候

　ドレーン挿入部の発赤や熱感、腫脹などの感染徴候の有無、滲出液や出血の有無を確認します。

3. ドレーンやチューブの管理

1）ドレーンの固定部

　ドレーンがずれていないかマーキングして確認します。固定テープによる皮膚の損傷がないかを確認します。

2）排液ボトルの位置

　排液ボトルの位置が挿入部より高いと逆行性感染の原因

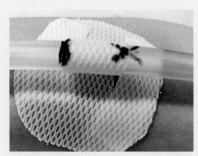

マーキングの例

> 心臓の手術の場合、抗凝固薬を使用していることもあるため出血に注意が必要！

> 縦隔内は陰圧に保たれているため、持続吸引が必要！

> 胸骨正中切開創の場合、縦隔炎を起こすことがある。縦隔炎を起こすと感染コントロールが難しいため、清潔操作に注意が必要！

> ドレーンと固定テープの境界線に印をつける！
> （ずれがわかりやすいように、ドレーンとテープの境界線上に×の真ん中がくるように記載するなど）

> ドレーンの重みや引っ張りによりドレーンが抜けかけ、マーキングが排液ボトル側にずれる。そのため、マーキングは排液ボトル側に記載したほうがずれがわかりやすくて、事故抜去の早期発見につながる。

となります。排液ボトルは、
挿入部より低い位置に設置し
ます。

3）排液ボトル交換時

排液ボトルを交換する際
は、クランプ鉗子で2カ所以
上クランプします。

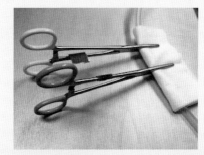

クランプの例

クランプ中にクランプ鉗子が外れる可能性があるため、必ず2カ所以上でクランプする！

ドレーンを損傷しないよう、クランプ時にはクランプ鉗子とドレーンの間にガーゼを挟むとよい。

4．患者ケアや日常生活上の注意点

1）ドレーン本体の設置位置

ベッドサイドへ直接置く際は、誤ってドレーン本体を倒してしまうのを防ぐため、患者や医療者の足に当たりにくい位置に設置します。機械を点滴棒に固定している場合は、ドレーンチューブが伸展しすぎず、かつ患者がベッドから降りる際に邪魔にならない場所になるべく設置します。

ベッド両端の下にかかる位置にドレーン本体を設置すると、電動ベッドの高さを下げた際に、機械の上から強い力が加わり破損するため要注意！

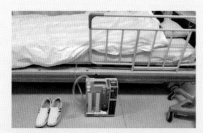

直に設置したドレーン本体

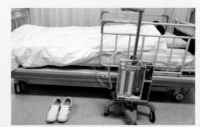

点滴棒に固定したドレーン本体

2）不安の軽減

患者からチューブの視認が可能な場合、ボディイメージの変調や疼痛から不安を感じる可能性があります。ドレーンの必要性について十分な説明を実施しましょう。

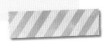

ドレーンが不要となれば早期に抜去する！

3）ドレーン挿入部位の疼痛

　ドレーン挿入直後は痛みを感じることが多いため、つねに痛みの有無・程度を確認します。痛みが軽減されていないと休息や睡眠が確保されず、場合によってはせん妄が出現することもあります。とくに術後早期は疼痛管理が重要であり、積極的に鎮痛薬を使用します。

4）ドレーンの事故抜去への注意

　体動時、ドレーンを下敷きにしたり引っ張らないよう、患者に説明します。

　離床時、ドレーンを踏んだりドレーン本体を倒すなどして、チューブに過剰な伸展が加わり、ドレーンが事故抜去に至る場合があります。

　患者にドレーンの取り扱い・チューブへの注意喚起などを説明し、もし抜去に至った場合はすぐにナースコールで知らせてもらうよう説明しておきましょう。とくに高齢者やせん妄を認める患者の場合では事故抜去のリスクが高いため、患者の動きを把握できるよう、離床センサーなどを使用することもあります。

あくまで危険予測のためであり、まずはせん妄予防のケアを行うことが重要！

もし計画外抜去に至った場合は、即ドクターコールをし、手袋（清潔でなくても可）をしてドレーンが挿入されていた部位を清潔ガーゼで押さえる。ドレーンが途中で外れた場合も同様にドクターコールをし、チューブの途中をすぐにクランプし、肺のエア入り・呼吸苦の有無・SpO_2などを観察する。患者に挿入されているチューブの先端が不潔になっていないか確認する。不潔になった場合は、再接続はせずに医師に相談する。

5章

消化器系

5章1 消化器ドレーン・チューブ管理

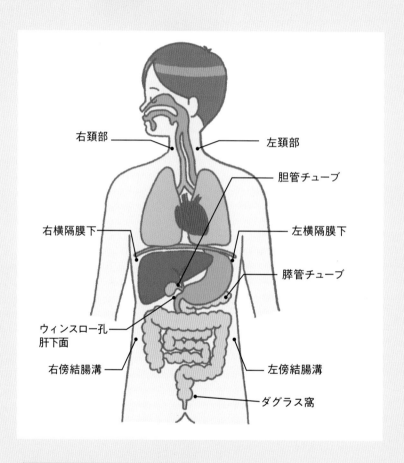

右頸部 / 左頸部 / 胆管チューブ / 右横隔膜下 / 左横隔膜下 / 膵管チューブ / ウィンスロー孔 肝下面 / 右傍結腸溝 / 左傍結腸溝 / ダグラス窩

消化器系のドレーン・チューブはとても種類が多い！この図は5章で解説するドレーン・チューブを示している。

消化器系で用いられるドレーンの特徴一覧

留置部位	正常な色	異常な色	原因	手術や処置の種類／適応
左右頚部ドレーン	淡血性〜漿液性	血性・膿性	出血・縫合不全	食道切除
胸腔ドレーン	淡血性〜漿液性	血性・気泡	出血・縫合不全 気胸	食道手術
左右横隔膜下	淡血性〜漿液性	血性・混濁	出血・縫合不全・感染・腹腔内膿瘍・膵液漏	肝切除、腹膜炎手術、胃全摘、膵体尾部切除、結腸切除
肝下面 ウィンスロー孔	淡血性〜漿液性	血性・混濁	出血・縫合不全・胆汁漏	肝切除、胆嚢・胆管手術、胃切除、膵頭十二指腸切除
膵管チューブ	無色透明			膵液漏、膵頭十二指腸切除、膵体尾部切除
胆管チューブ	胆汁性			ENBD、PTBD、PTGBD
左右傍結腸溝、ダグラス窩、仙骨前面	淡血性〜漿液性	血性・緑	出血・胆汁漏・腹腔内膿瘍	S状結腸切除、ハルトマン手術、マイルズ手術、直腸低位前方切除
経鼻イレウス管 （ロングチューブ）	腸液	血性	粘膜損傷	イレウス
経肛門イレウス管 （コロレクタルチューブ）	便汁様	血性	腫瘍出血、穿孔	直腸腫瘍による狭窄

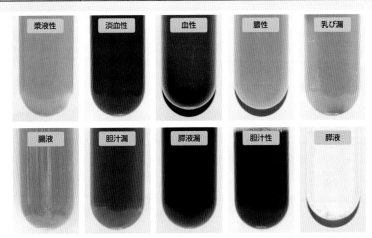

排液の色一覧（滝沢一泰ほか．ドレーン排液まるわかりノート．消化器外科 NURSING．21（6），2016，30 より転載）

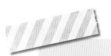

5章2　ドレーンやチューブの観察・管理ポイントと患者のケア

　ドレーンは術式により挿入部位、名称がさまざまです。また、ドレーンからの排液には、患者の体内の情報を知るために重要な情報が詰まっています。

　当施設では閉鎖式ドレーンバッグ（J-VAC®）が挿入されている場合が多く、観察ポイントや管理、日常生活上の注意点は、挿入部位を問わず共通している部分となります。ここでは、総論として消化器外科で共通する部分を挙げます。

1.　観察・管理ポイント

□挿入部位の感染徴候や皮膚トラブルの有無
□排液の性状と量（詳細は各論へ）
□ドレーン、チューブの固定
□閉鎖式ドレーンバッグに陰圧がかかっているか
□瘻孔形成の有無

長期留置は感染や皮膚トラブルを併発するリスクが高い。感染徴候は挿入部の発赤、腫脹、熱感、痛みなど。フィルム材やテープにより、かぶれや水疱などができる場合もある。

排液の血性度、粘稠度、混濁度、凝血塊などを見る。排液の色調に変化が起こるのは、抗凝固療法が影響していることもある。

排液バッグの陰圧をかけた直後にバッグが膨らむ場合は、ドレーンが抜けてきている可能性がある。排液がバッグ内にいっぱいにたまると陰圧がかからなくなる。

挿入部のナートが外れていないか、汗や滲出液によりフィルム材やテープが剥がれていないか確認。固定位置によってドレーン、チューブが屈曲していないか、引っ張られていないかも観察する。術直後に固定位置を油性マジックでマーキング。テープはΩ形になるよう固定すると安定しやすい

ドレーンが長期に留置されているとドレーン周囲が炎症を起こし、ドレーン周囲の皮膚、筋肉が硬くなり組織が硬くなって線維化する。ドレーンを抜いた後に一本のトンネルを形成するためそこから排液が流出する。

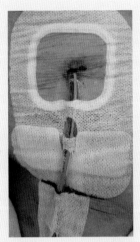

ドレーン・チューブの固定

2. 患者のケア

□患者の離床状況に応じてドレーン固定位置を調整する

□ドレーンは排泄時、車いす移乗・立位・歩行時に抜けてしまわな
　いように注意して固定する

□せん妄などで事故抜去のリスクがある場合は、保護のために腹帯
　を装着し、ドレーン挿入部に直接、手が触れないようにする

動きの妨げにならず、体勢によってドレーンが
屈曲しないように注意。
どの体勢で屈曲するかを観察し体に沿わせ
て固定を変更するとGOOD！　離床の際は
ポシェットのような袋に排液バッグを入れて肩
掛けするなどの工夫も必要。

5章3 食道がん術後：左右頸部ドレーン

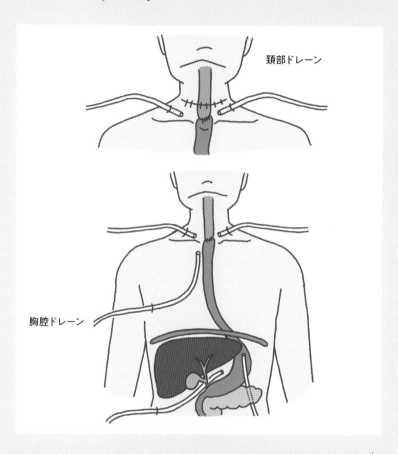

頸部ドレーン

胸腔ドレーン

　胸腔ドレーンの管理は「**4章2 胸腔ドレーン**（p.46）」を参照してください。

1. 目 的

□術後出血の早期発見
□縫合不全の早期発見
□リンパ液や滲出液の排液

2. 観察のポイント

1）排液の性状

血性・乳白色・混濁・唾液などが見られれば異常と判断します。

2）排液の量

排液の量が少ないときは、ドレーン閉塞、ドレナージ不良が考えられます。

3. 患者ケアや日常生活の注意点

体位・頭の向きを変えることで、ドレーンが抜けないようにします。

乳白色になったり
白濁した場合は、
胸管損傷による乳
び漏を疑う。

排液の減少と頚部
腫脹が認められた
場合は血液による
ドレーン閉塞を疑う。

頚部は固定しにくい場所であり、
汗などで固定テープが剥がれやす
いため、こまめに確認。

5章4 胃がん術後:左右横隔膜下・ウインスロー孔・肝下面ドレーン

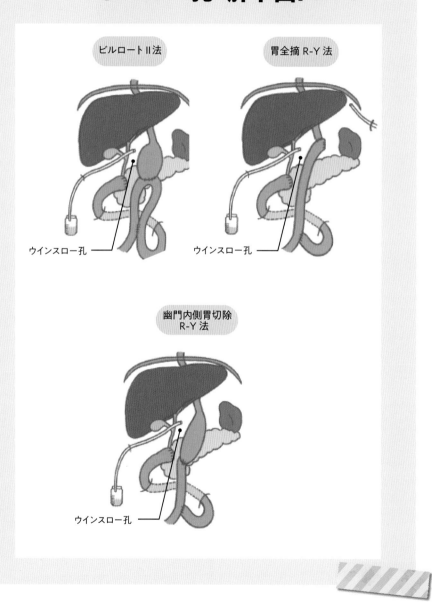

ビルロートⅡ法

胃全摘 R-Y 法

ウインスロー孔

ウインスロー孔

幽門内側胃切除
R-Y 法

ウインスロー孔

ドレナージ不良のサインとして発熱や血液検査での炎症反応（WBC、CRP）の上昇も見られることがある。
ドレナージ不良があったとしても、腹痛症状が出現することはほとんどない。吐き気や食欲不振症状が出現することがある。

1. 目　的

□ 術後出血の早期発見
□ 縫合不全の早期発見

2. 排液観察のポイント

1) 排液の性状

正常な場合は淡血性〜漿液性です。

血性、暗血色、茶褐色、乳白色の排液が見られた場合は異常と判断します。

2) 排液の量

排液の量が多いときは出血、腹水の貯留が考えられます。

少ないときはルートの屈曲、固定位置のズレ、ドレナージ不良がないか確認します。

100mL/h以上続くようであれば出血を疑う。ショック徴候がないかバイタルサインと合わせて観察し、早急な報告が必要。

ワインレッド色とも表現されることが多く、膵液漏を疑うことがある。周囲血管を溶解し、最悪の場合仮性動脈瘤の形成、破裂に至る場合も。

胆汁や腸液が混じっている場合は縫合不全を疑う。

リンパ節郭清時のリンパ管損傷時に起こる場合がある。リンパ液は通常は透明、食事開始時に摂取された脂質が漏れ出ることで混濁する。

挿入位置マーキングより、ズレがないかの確認が必要。テープ固定の位置によっては、引っ張られて挿入部で屈曲してしまう可能性もある。ドレナージ不良の場合は、挿入部の脇漏れが多くなることがあるので、ドレナージに異常がないかをこまめにチェック。脇漏れにより汚染がある場合は、適宜ガーゼ交換、必要に応じてガーゼカウントが必要。

5 消化器系

5章5 直腸がん切除後:傍結腸溝、ダグラス窩ドレーン

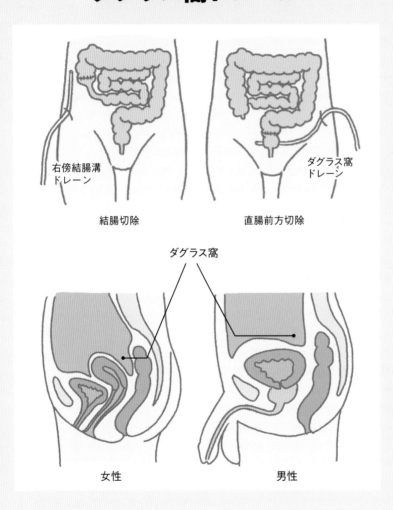

右傍結腸溝
ドレーン

ダグラス窩
ドレーン

結腸切除

直腸前方切除

ダグラス窩

女性

男性

1. 目　的

□術後出血の早期発見
□縫合不全の早期発見
□たまった液体の排出

血性で 100 m L/h の排液
が続く場合は出血を疑う。
そのほか、混濁や便汁様
などは縫合不全の可能性
がある。

2. 観察のポイント

1) 排液の性状

血性、混濁、緑色〜便汁が見られれば異常と考えます。

2) 排液の量

排液量が多いときは出血、腹水貯留が考えられます。
　逆に少ないときは、ルートの屈曲、固定位置のズレ、ドレナージ
不良が考えられます。

「5章4胃がん術
後 (p.64)」の項
目参照

縫合不全が進行しドレーンから便汁の流出
が続けば腹膜炎が起こる可能性がある！
縫合不全が進行しドレーンから便汁の流出
が見られなければ膿瘍形成の可能性もある！

ドレナージで効果がなく、激しい腹痛や
ショック徴候が見られるようであれば緊急
手術になることもある。

5
消化器系

5章6　減圧チューブ

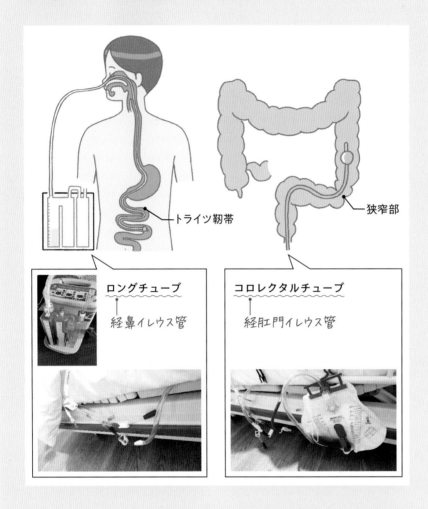

トライツ靱帯

狭窄部

ロングチューブ

経鼻イレウス管

コロレクタルチューブ

経肛門イレウス管

1. 目　的

　減圧チューブの目的は、腸閉塞時の腸管内の減圧です。経鼻的、経肛門的アプローチがあります。

2. 観察のポイント

　排液の量に注目します。排液が多いときは、電解質バランスの変調に注意しましょう。逆に少ないときは閉塞、固定位置のズレ、ドレナージ不良が考えられます。

3. ドレーンやチューブの管理

1）ドレーンの固定

　ロングチューブは鼻翼にテープで固定されるので、潰瘍が発生しやすいため挿入位置の確認時、固定角度も適切か観察します。

　コロレクタルチューブは動いた際に抜けないよう挿入部から大腿裏に沿ってしっかりテープ固定します。

2）排液バッグの位置と閉鎖式持続吸引器の作動

　コロレクタルチューブは逆流防止と有効なドレナージのため肛門部より低い位置に設置します。ロングチューブで使用する閉鎖式持続吸引器は電源が落ちていないか、指示どおりの設定か、ボトルはいっぱいになっていないかも確認します。

3）事故抜去予防に努める

　離床中の患者であれば、閉鎖式持続吸引器は点滴棒に設置し、コンセントなどルート位置も患者の動線に合わせて工夫します。

4）患者のメンタルケア

　緊急的処置であるため、手術に移行する可能性があるという不安などを抱えていることを念頭に置いて介入します。

消化吸収できていない内容物が多量に排出され、維持輸液だけでは喪失分を補えない場合もある。必要に応じて電解質や水分量の補正が必要なときもある。

コロレクタルチューブの場合、泥状便が排泄されるので詰まって誘導不良になることが多い。閉塞予防のため医師が1,000mL程度の微温湯で洗浄を行うことがある。

5章7 閉鎖式排液バッグと間欠的持続吸引器

1. 閉鎖式排液バッグ（J-VAC® スタンダード型リザーバー）

1）目 的

手術後の血液や滲出液を体外へ排出する目的で使用します。当施設では、腹部の手術に多く用いられています。

2）特 徴

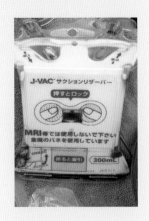

□ 150mL、300mL、450mL の 3 タイプがある

□ 排液バッグを圧縮し陰圧をかけることで持続的吸引ができる

□ 初期の陰圧は－ 40mmH$_2$O 前後で、平均して－ 40 ～－ 20mmH$_2$O 程度

□ 一方弁になっている

3）管理と注意点

□ 体幹部と同じ高さにする

低くするとその分陰圧がかかる。

□ 容量がいっぱいになると陰圧がかからなくなる

こまめな排液が必要！

□ 陰圧をかけた直後に膨らむ場合はリークの可能性あり

□ 内蔵のバネが金属であり MRI には対応できないため、検査時はバッグを外す

2. 間欠的持続吸引器（ハマサーボドレイン）

1）目 的

設定された圧で持続的に体液を体外へ排出する目的で使用します。

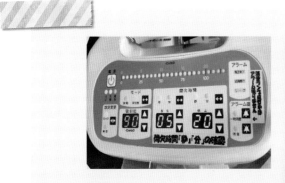 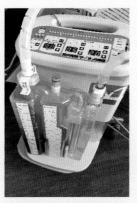

圧を時間設定して
いるが、排液量が
多いとき、排液の
性状（粘稠度、
浮遊物の有無）に
よってはルート内に
排液が停留する。
ルートの誘導が必
要なときもある。

2）特　徴

□圧だけでなく吸引と閉鎖時間を設定し、交互に持続吸引ができる
（ドレーン先端が粘膜に密着することによる閉塞を防ぐ）

□持続吸引を行うことで排液効率が高まる

3）管理と注意点

　医師の指示のもと適切な圧でドレナージ吸引されていることを確認します。吸引圧が高すぎると臓器損傷、低すぎるとドレナージ不良が起こります。

排液が急に減少したときは閉塞
の可能性を考えサクション、また
はエアの注入を行う。

5章8 肝・胆・膵系①肝下面（モリソン窩）ドレーン

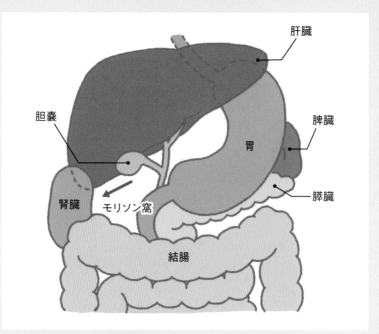

肝下面留置ドレーンの留置部位

肝・胆・膵系で
ドレーンを留置される
おもな部位。

1. 目 的

□術後出血、縫合不全などの合併症の有無を早期発見する

□滲出液や血液などが貯留して起こる感染を予防する

□胆汁漏、膵液漏、感染腹水などを体外に誘導する

2. 観察のポイント

　排液の性状を確認します。正常な場合は、淡血性〜漿液性の排液

が見られます。

　以下の場合は異常が考えられます。

1）血　性

　血性の排液が 100mL/h 以上見られる場合は、出血を疑います。

2）漿液性・乳白色

　漿液性・乳白色の排液が 2,000 〜 3,000mL/ 日と多い場合は、リンパ漏を疑います。

3）漿液性

　漿液性の排液が 500mL/ 日以上続く場合は、大量腹水を疑います。

4）膿汁様

　粘稠性が増加して異臭を伴う膿汁様の場合は、腹腔内膿瘍を疑います。

5）胆汁性

　黄茶色でやや粘稠性がある胆汁性の場合は、胆汁漏を疑います。

6）暗緑色

　暗緑色でなおかつ術後に排液の減少がなく、飲水や経口摂取により排液量の増加、性状の変化がある場合は、縫合不全を疑います。

7）茶褐色

　茶褐色で胆汁と輸液が混じっている場合は、縫合不全を疑います。

8）暗赤色

　ワインレッドで粘稠性がある場合は、膵液漏を疑います。

胆嚢摘出術、S5、S6の肝右葉下部領域の部分切除術などの術後に見られることがある。

肝臓切除術後、十二指腸切除術後！

結腸切除術後に見られる！

十二指腸切除術などの術後に見られることがある。

5章9　肝・胆・膵系②膵管チューブ

太さ4〜6Fr
（外径1.3〜
2.0mm）。

1. 目　的

　できるだけ膵液を体外に出して、腹腔側に膵液が漏れないようにするために留置します。

2. 観察のポイント

1）排液の性状

　排液は無色透明です。

2）排液量

　術直後は少量で、しだいに増加し残水機能に応じて200〜400mL/日程度になります。急激に減少した場合は要注意です。

体動により固定がゆるみチューブが屈曲・ねじれていないか、チューブ内にタンパク栓がないかを確認する！

3. ドレーンやチューブの管理

　ドレーンを排液バッグに接続する閉鎖式がおもな管理方法となります。ドレーンが閉塞することでの膵炎、術後吻合部では膵液の漏れによる膵液漏に注意が必要です。

4. 患者ケアや日常生活上の注意点

　患者への指導時には以下のポイントを説明します。
□排液バッグは挿入部より低い位置へ設置する
□退院時に排液指導、挿入部の消毒指導を行う

自然の落差や重力を利用してドレナージしているため、刺入部より低い位置にし、歩行可能の患者は排液バッグの位置に気を付けるよう説明する。

術後退院してからも膵管チューブは2カ月程度留置してドレナージを継続する。

5章10 肝・胆・膵系③ ENPD

endoscopic
nasopancreatic
drainage。

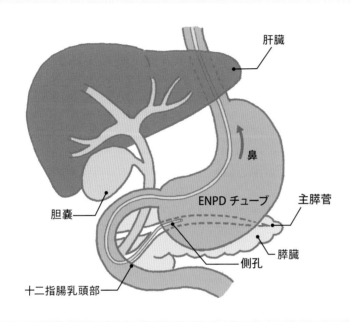

肝臓

鼻

ENPD チューブ

主膵管

胆嚢

膵臓

側孔

十二指腸乳頭部

ENPD の留置部位

1. 目 的

　膵がんや慢性膵炎により膵管が狭窄している場合の治療、膵管擦過細胞診後などの膵炎予防、細胞診提出のための膵液採取、膵液漏の治療など、治療から診断において幅広い目的で利用されています。

2. 観察のポイント

　排液の性状を観察します。正常な場合は無色透明です。ただし、ENPD チューブを留置した当日は、チューブの接触などにより血液成分が混じる場合があります。その場合も、通常は淡血性〜淡々血性の排液が徐々に薄くなり、数日で透明になります。
　血性、胆汁様の排液が見られた場合は異常と判断します。

チューブの先端が十二指腸へ抜けてきている可能性があるので医師へ報告を。

血性排液は動脈性出血のサイン。排液量が増加する場合や血性排液が持続する場合はすぐにドクターコール！

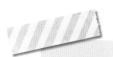

5章11 肝・胆・膵系④ EBS

endoscopic biliary stenting、内視鏡的胆道ステント留置術。

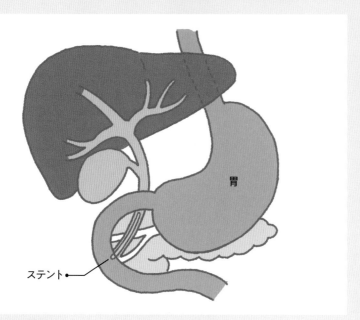

胃

ステント

EBS の留置部位

1. 目 的

　総胆管結石性胆管炎、悪性胆道狭窄、自己免疫性膵炎による胆道狭窄、胆嚢炎などに対して胆汁を外に排泄することを目的としたドレナージ治療です。

　EBS は、内視鏡的胆道ドレナージの一種で、ENBD（内視鏡的経鼻胆道ドレナージ）が外瘻であるのに対して、EBS は内瘻です。それぞれの特徴を表に示します。経乳頭的に十二指腸内に胆汁を排泄するために、胆管内にステントを留置し十二指腸へ胆汁を排出します。

プラスチックステントとメタリックステントの2種類がある。

ENBD と EBS の特徴

	ENBD（外瘻）	EBS（内瘻）
長所	・ドレナージ状態が把握できる ・詰まっても洗浄できる ・逆行性感染がない ・胆管造影が可能 ・抜去時内視鏡が必要ない	・患者の苦痛が少ない ・事故抜去の危険性がない ・胆汁の流れが生理的
短所	・患者の苦痛がある ・事故抜去のリスクがある	・ドレナージ状態が把握できない ・詰まったらERCP※で交換が必要 ・逆行性感染が起こり得る ・逸脱の可能性がある ・抜去の際に内視鏡が必要

※内視鏡的逆行性胆管膵管造影

2. 観察のポイント

鎮静薬の遷延による呼吸抑制、出血、穿孔、膵炎徴候（腹痛や吐き気）の有無を観察します。また、刺入部が固定されているかも確認しましょう。

3. 患者ケアや日常生活上の注意点

EBS は、ドレナージの状態が外からはわかりにくいため、発熱がステントトラブルのサインとなります。とくに、ステントを挿入している患者が悪寒戦慄を伴う高熱をきたした場合、ステント閉塞による胆嚢炎、胆管炎のサインとなります。

管の詰まりが完全に除去できない状態などがあると、ステントは定期的な交換が必要となります。

術後の患者を迎えに行くときは、必ずパルスオキシメーターを持参し搬送中の観察を行う。

吐下血、血圧低下、ヘモグロビン減少など。

腹痛（脂汗が出るくらい）、発熱、X線やCT画像でフリーエアが見られる。

出現時期は帰室後から数時間後から翌日などが多い。

ブルブルとした震えを伴った不快な寒気。

個人差はあるが、定期交換の場合は3カ月前後が目安。

5章12　肝・胆・膵系⑤ ENBD

endoscopic nasobiliary drainage、内視鏡的経鼻胆道ドレナージ。

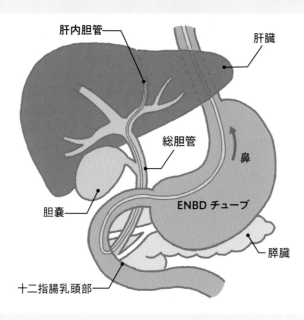

肝内胆管

肝臓

総胆管

鼻

ENBD チューブ

胆嚢

膵臓

十二指腸乳頭部

ENBD

1. 目 的

　急性閉塞性化膿性胆管炎や総胆管結石性胆管炎、悪性胆道狭窄などにおける胆汁のうっ滞に対して、管を肝内胆管内に留置し、鼻から胆汁を排出します。

2. 観察のポイント

1) 排液の性状

　排液が正常な場合は黄色透明です。血性胆汁、乳白色・浮遊物や緑色の排液が見られた場合は異常と判断します。

無臭！

腸液の逆流、混入を疑う。

感染胆汁を疑う。

2）排液量

　排液量は穿刺部位や肝機能によって異なりますが、1日に数十mLから多い人で1,000mL以上排出する人もいます。1日ごとの変化を目安に観察し、極端な減少や増加があれば医師に報告しましょう

3．チューブ管理

　ENBDは鼻に固定するため抜けやすいです。

4．患者ケアや日常生活上の注意点

　ENBDチューブは鼻から挿入されているため、睡眠時に無意識に顔に手が行き引っ掛ける場合があります。抜けないように固定を工夫しましょう。

　帰室後は排液バッグにつなぎ変え、バッグは刺入部より下になるように配置します。チューブは鼻から食道を経由して留置されているため、誤嚥などにも注意が必要です。

極端な減少は、チューブの閉塞や逸脱、刺入部からの脇漏れの可能性がある。

極端な増加時は腸液がドレナージされている可能性あり。排液量の増加による脱水や電解質の変化に注意する！

チューブが鼻翼に当たり潰瘍ができていないか観察が必要。

高齢者など誤嚥リスクを評価する！

鼻翼からチューブが浮かないように固定し、頬部にループをつくり、寝衣の胸元で安全ピンなどを用いて固定する。

5章13 肝・胆・膵系⑥経皮的ドレナージ：PTCD（PTBT）

percutaneous
transhepatic
biliary drainage。

percutaneous
transhepatic
cholangial
drainage：経皮
経肝胆道ドレナージ。

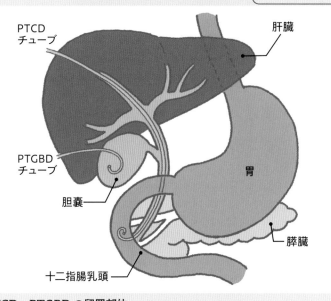

PTCD・PTGBD の留置部位

1. 目 的

　総胆管結石、悪性腫瘍などによる胆道狭窄などに対して、経皮的に肝臓や胆管にチューブを挿入して胆汁を排泄することを目的とします。

　内視鏡的胆道ドレナージができない場合や、それだけでは不十分な場合に行われます。

　PTCD・PTGBD いずれも、基本的には腹水貯留を認める患者や、出血傾向（抗凝固薬内服）の患者には禁忌です。

腹水があることで瘻孔ができない、また胆汁が漏れたときに腹水内に胆汁が漏れて感染を引き起こしてしまう。

5章14　肝・胆・膵系⑦経皮的ド
　　　　レナージ：PTGBD

percutaneous
transhepatic
gallbladder
drainage、経皮
経肝胆囊ドレナージ。

1. 目　的

　胆囊結石や胆囊がんなどで胆汁の流れが滞り、発熱や疼痛を伴う
胆囊炎を起こした場合に行う治療です。

　PTCD・PTGBD いずれも、基本的には腹水貯留を認める患者や、
出血傾向（抗凝固薬内服）の患者には禁忌です。

腹水があること
で瘻孔ができ
ない、また胆
汁が漏れたと
きに腹水内に
胆汁が漏れて
感染を引き起
こしてしまう。

2. 観察のポイント

1）排液の性状

　排液が正常な場合は黄色透明です。血性胆汁、乳白色・浮遊物や
緑色の排液が見られる場合は、異常と考えられます。

無臭！

腸液の逆流、混
入を疑う！

感染胆汁を疑う！

2）排液量

　排液量は穿刺部位や肝機能によって異なりますが、1 日に数十
mL から多い人で 1,000 m L 以上排出する人もいます。1 日ごとの
変化を目安に観察し、極端な減少や増加があれば医師に報告しま
しょう。

極端な減少は、
チューブの閉塞や
逸脱、刺入部か
らの脇漏れの可能
性がある。

極端な増加
時は腸液がド
レナージされてい
る可能性があ
る。排液量の
増加による脱
水や電解質の
変化に注意す
ること！

3. 患者ケアや日常生活上の注意点

□ドレナージチューブを長期間に留置する必要性が高いことから、
　動いた際に引っ張ったりして抜けないよう注意が必要
□長期に留置する場合、チューブ刺入部の脇から胆汁が漏れてきてい
　ないか観察が必要。脇漏れが多い場合は、医師に報告する
□ドレナージをしたまま退院することともある。入院中から退院指
　導として挿入部の消毒、排液の方法などを説明する

指導が必要であれば
あらかじめ家族などに
も協力を得て入院中
に指導を進める。

バッグの排液が
多くなければ排
液は1回／日。

脇漏れの量が多い
場合は、チューブ
サイズを変更し入
れ替えることもある。

5章15　肝・胆・膵系⑧術後胆管チューブ

1. 目　的

　肝切除術、膵頭十二指腸切除術など、胆道系に隣接する切除術の際に胆管と空腸を吻合し、そこに胆管チューブを留置し、胆汁を一時的に体外に排泄する目的で留置されます。

2. 観察のポイント

1）排液の性状

　黄色透明であれば正常と判断します。血性胆汁、乳白色・浮遊物や緑色の排液が観察された場合は、異常を疑います。

胆道出血の可能性あり！

感染をきたしている可能性あり！

2）排液量

　排液量は穿刺部位や肝機能によって異なりますが、1日に数十 mL から多い人で 1,000mL 以上排出する人もいます。1日ごとの変化を目安に観察し、極端な減少や増加があれば医師に報告しましょう。

極端な減少は、チューブの閉塞や逸脱、刺入部からの脇漏れの可能性あり！

3. ドレーンの管理

　ドレーンを排液バッグに接続する閉鎖式がおもな管理方法となります。腹腔内逸脱や事故抜去などにより胆汁が腹腔内に漏れ出すと胆汁性腹膜炎をきたす危険性があるため注意が必要です。

極端な増加時は腸液がドレナージされている可能性がある。排液量の増加による脱水や電解質の変化に注意！

4. 患者ケアや日常生活上の注意点

□術後も胆管チューブを2〜3カ月ほど留置する必要性があることから、動いた際に引っ張ったりして抜けないよう指導が必要
□排便状況を確認する
□入院中の移動は点滴棒などを利用し、刺入部より低い位置にかける
□退院後、排液バッグを持ち帰る際は、ポシェットや腰のベルトなどにかけられるよう工夫する

便が腸内にたまると腸内圧が上がり逆行性胆管炎などをきたすことがある。

5章16　肝・胆・膵系⑨腸瘻

1. 目　的

　膵頭十二指腸切除術などで食事摂取が早期に開始できない段階
で、栄養補助療法として造設されます。

　また、術後早期に腸管内に栄養を供給することで、腸管血流の確
保や腸内細菌活性化などを目的とします。

2. 観察のポイント

1）挿入部の観察
□感染徴候：発赤や膿瘍排液
□挿入部の皮膚の観察：発赤、かゆみ

2）下痢の有無
　腸瘻から経管栄養を開始するときは、下痢になる頻度が高いです。
下痢の頻度が高いときは、栄養剤の見直し、投与速度の変更を検討
します。

3. 患者ケアや日常生活上の注意点

□術後離床時は、患者の行動レベルに合わせて、離床時に腸瘻を引っ
　掛けないよう注意する
□退院時にクランプして帰ることがあるため、消毒の指導を行う。
　消毒の目安は1回 / 週

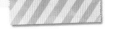

管を渦巻き状
にしてフィルムで
貼る。

MEMO

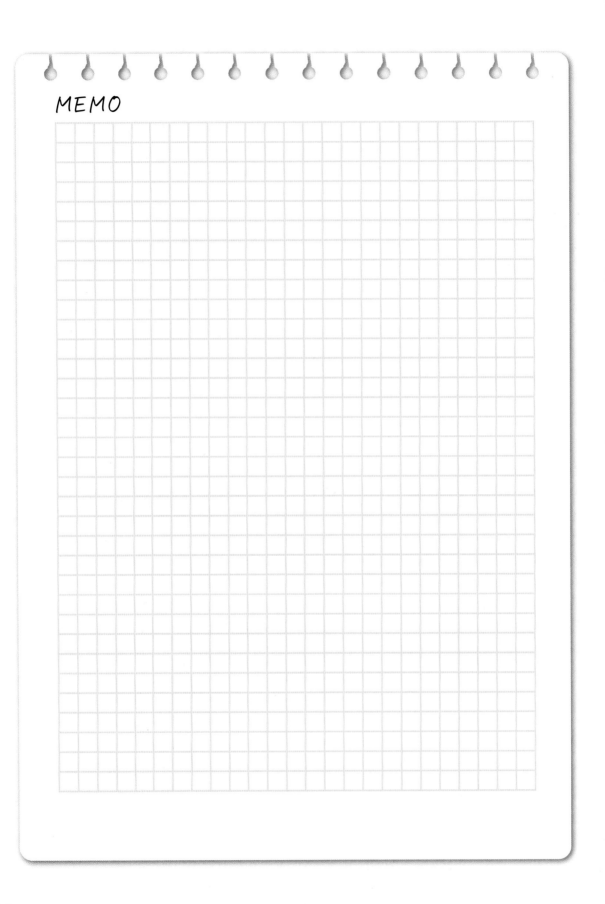

6章

乳腺・婦人科系

6章1 婦人科術後ドレーン ①腹腔内ドレーン

ドレーンには閉鎖式と開放式がありますが、婦人科ではほとんどが閉鎖式です。閉鎖式で陰圧をかける閉鎖式排液バッグ（J-VAC®）を使用したり、陰圧をかけず排液バッグを設置する場合があります。

腹腔内ドレーンは、おもに悪性疾患の手術後に挿入される場合が多いです。

最近は感染の原因となるため、極力入れない

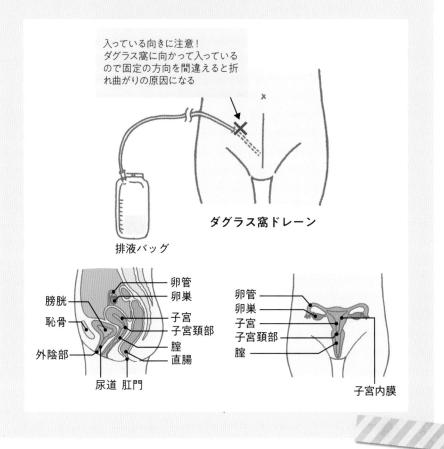

入っている向きに注意！
ダグラス窩に向かって入っているので固定の方向を間違えると折れ曲がりの原因になる

ダグラス窩ドレーン

排液バッグ

卵管
卵巣
膀胱
恥骨
子宮
子宮頚部
腟
直腸
外陰部
尿道 肛門

卵管
卵巣
子宮
子宮頚部
腟
子宮内膜

婦人科悪性腫瘍手術で行われる。骨盤リンパ節郭清・傍大動脈リンパ節郭清。

インフォメーションドレーンとも言う。

ドレーン留置位置は「骨盤内」や「ダグラス窩（Douglas pouch）」「直腸子宮窩」とも言う。仰臥位・立位ともに腹腔内でもっとも低い位置なので液が貯留しやすい。

1. 目　的

☐ リンパ節郭清などのステージング手術や、多臓器合併切除術の術後出血や感染徴候の早期発見（情報的ドレナージ）

☐ 骨盤内死腔より血液、リンパ液、浸出液を体外へ排出する（予防的ドレナージ）

☐ 膿瘍の排出（治療的ドレナージ）

ダグラス窩膿瘍や骨盤腹膜炎などの場合。まずは CT ガイド下で挿入することが多いが、治療が困難な場合は開腹術を行い挿入することがある。

2. 観察のポイント

血腫やリンパ嚢胞の予防。

1）排液の性状

正常な場合は淡血性〜漿液性で、血性度は徐々に低くなります。

血性で量が多くなる、血性度が上がる、濁っている、乳白色に排液が変化している場合は、異常と考えます。

急に血性が強くなって量が増えたら至急医師へ報告！

2）刺入部

刺入部に発赤・熱感・滲出液・疼痛などの感染徴候はないか観察します。また、固定している周囲の皮膚に異常はないか確認することが大事です。

さらに、ガーゼ汚染はないか、排液の量に異常がないかをチェックしましょう。

腹腔内から刺入部を介して滲出液が出ることがある。

乳糜腹水：ごくまれではあるが、発見したらすぐに医師へ報告！絶食輸液管理や低脂肪食への変更指示が出る。

3. ドレーンの管理

以下の項目をチェックすることが大切です。ドレーンを挿入部からバッグまでたどって確認しましょう。

☐ 排液バッグや管に破損はないか

☐ 排液バッグのクレンメや蓋はきちんと締まっているか

☐ 陰圧はかかっているか

排液後うまくクレンメがかかっていないことや陰圧のかけ忘れがあるので注意！

☐ 陰圧をかけない自然流出の排液バッグは患者より高い位置に設置していないか

患者よりバッグを高い位置にすると排液の逆流で感染を起こす可能性がある！

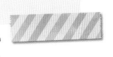

6 乳腺・婦人科系

詰まっているときはミルキングをしよう！

□ドレーン内に凝血塊や組織塊などが詰まっていないか
□ドレーンチューブに閉塞や屈曲はないか
□滲出液がある場合は、液の量に合ったドレッシング材や交換頻度の検討が必要
□固定テープで皮膚に負担がかかっていないか

皮膚の浸軟は皮膚状態の悪化や術創の治癒を遷延させる。ドレッシング材は適宜交換しよう。

固定のテープはΩ型にして剥がれにくくしよう！

4. 患者ケアや日常生活上の注意点

□ドレーンを事故抜去しないよう行動に注意することを患者へ説明する
□自然流出の排液バッグは、チューブやバッグを挿入部より高い位置にしない、床に接しないように患者へ説明する
□固定テープが外れたり、チューブを引っ掛けたりしたらすぐ知らせてもらう

チューブのねじれなどによる皮膚の巻き込みや、チューブ固定のテープに弾性がなく、浮腫や腹水で腹部が伸展し皮膚が引っ張られることによってテープ周囲に発赤や水疱を発生させることがある（緊張性水疱）。

6章2　婦人科術後ドレーン
②皮下ドレーン

閉鎖式持続
吸引リザーバー
（J-VAC®）
が主流。

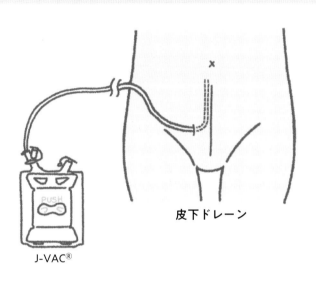

皮下ドレーン

J-VAC®

1. 目　的

　手術部位感染（SSI）予防として、持続吸引で皮下滲出液を排出
します（予防的ドレナージ）。

皮下脂肪が
厚いときなど。

2. 観察のポイント

1）排液の性状

　正常の場合は、淡血性～漿液性です。血性度は徐々に低くなりま
す。だんだん濁ってきたり、臭気がある場合は異常と判断します。

2）刺入部

　刺入部に発赤・熱感・滲出液・疼痛などの感染徴候はないか観察

脂肪組織内に入っ
ているので少々の濁
りは大丈夫。膿で
はないことを確認し
よう！

します。固定している周囲の皮膚に異常はないか確認します。

3）<u>排液の量</u>

　　異常が見られたり、排液の量が増える場合などは医師に報告します。

3. ドレーンの管理

　　以下の項目をチェックすることが大切です。ドレーンを端から端
までたどって確認しましょう。

□排液バッグや管に破損はないか

□排液バッグのクレンメや蓋はきちんと締まっているか

□陰圧はかかっているか

□ドレーン内に組織塊などが詰まっていないか

□ドレーンチューブに閉塞や屈曲はないか

□固定位置や固定テープの剥がれはないか

□固定テープで皮膚に負担がかかっていないか

4. 患者のケアや日常生活上の注意点

□ドレーンを事故抜去しないよう行動に注意することを患者へ説明
　する

□固定テープが外れたり、チューブを引っ掛けたりしたらすぐ知ら
　せてもらう

□刺入部や固定テープに負荷がかからないように、ポシェット型の
　袋に排液バッグを入れるよう説明する

□退院近くまで挿入されているため、シャワー浴時は挿入部の保護
　とバッグの取り扱いを説明する

1日〇mL程度と
いう正常値はない。
異常がある、量が
増えるなどは医師
へ報告しよう！

5. 尿管カテーテル・腎盂カテーテルの管理

　婦人科系腫瘍は膀胱や尿管の近くに発生することが多く、尿管カテーテルや腎盂カテーテルを挿入することがあります。

	尿管カテーテル	腎盂カテーテル
目　的	腫瘍による尿管圧排、癒着が想定される症例における術前の尿管損傷の予防	腫瘍の増大や転移などで腎後性に水腎症をきたした場合の腎機能の保護
観察のポイント	**7章6腎・泌尿器系**（p.109）参照	
ドレーンの管理		
患者のケアや日常生活の注意		
その他		挿入直後から急激に尿量が増加するため、輸液負荷が必要である

透視下やエコーガイド下で挿入する！

6
乳腺・婦人科系

6章3　乳腺術後ドレーン①閉鎖ドレーン/大胸筋前面&腋窩

術式：乳房部全摘出術 + センチネル生検 or 腋窩リンパ節郭清

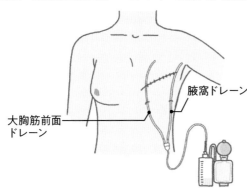

大胸筋前面
ドレーン

腋窩ドレーン

漿液腫(Seroma)は、①腋窩部、②皮弁と胸壁の間、③乳房部分切除摘出部に発生しやすいため、この部位にドレーンを挿入する。

1. 目　的

□閉鎖腔内の死腔に貯留した血液や滲出液、リンパ液を体外に排出する
□死腔をなくすことにより創傷の治癒を促進する
□術後出血を早期発見する

2. 観察ポイント

1）排液の性状

サラサラとした水っぽい血性であることが多い！

重要！
医師へすみやかに報告する！医師による圧迫止血を行い、それでも止血困難な場合は、緊急止血手術が必要となる！

　術直後は血性ですが、50mL/h 以上の排液が見られるときは術後出血が疑われます。その後、排液は血性～淡血性～漿液性へ変化していきます。排液が混濁または膿性となった場合は、逆行性感染の可能性があります。

術後出血の早期発見のためあわせて観察！
・バイタルサインの変化
・創周囲の皮膚の色調変化、腫脹（血腫）
・皮膚縫合部やドレーン挿入部からの出血の有無
・自覚症状（圧迫感や痛みの増強）

逆行性感染早期発見のためあわせて観察！
・バイタルサイン
・ドレーン挿入部の発赤、熱感、腫脹の有無

2）排液量の変化

　前日量に比べて急激に減少した場合は、ドレーンの閉塞・屈曲が疑われます。30 ～ 50mL/ 日以下がドレーン抜去の目安です。

3. ドレーンの管理

1）ドレーン閉塞の予防

　患者の移動や体動でドレーンが完全に屈曲してしまうと陰圧がかからず、血液や滲出液が凝固しドレーンが閉塞することがあります。また、血性が強い場合、凝血塊にて閉塞してしまうことがあります。

2）対応方法

　術直後など、患者自身でドレーンに注意が払えない場合はこまめに観察し、ドレーンおよびドレーンバッグの位置を調節します。

□ドレーンバッグの陰圧が適切にかかっているか確認する

□閉塞が疑われればミルキングを行い排液の流出を促し、チューブ内で滞らないようにする

□ドレーン挿入部周囲を触診または軽く圧迫し、排液が皮下に貯留していないか確認する

3）ドレーンの固定

□体動により、ドレーンが引っ張られたり、屈曲していないか確認する

□ドレーンのテープ固定により、皮膚障害が生じていないか確認する。異常がある場合は、固定方法やテープを変更する

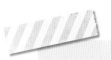

4. 患者ケアや日常生活上の注意点

□乳房切除術後は、患側上肢の機能回復のために手術翌日より肩関
　節のリハビリが開始される。リハビリ開始時には、ドレーンがリ
　ハビリの妨げや事故抜去につながらないように、固定位置や固定
　テープが剥がれていないことを再度確認する

□歩行時にはポシェットを利用し、排液バッグが歩行の邪魔になら
　ないように工夫する

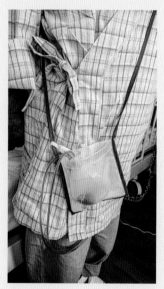

ポシェット

□ドレーン挿入による精神的負担を軽減するため、ドレーンの必要
　性と抜去目途を説明し理解を得ておく

6章4 乳腺術後ドレーン
②開放ドレーン/切除部

乳房部分切除術の場合はドレーン挿入不要の場合もあるが、短期間（術後1〜2日）開放ドレーンを挿入することもある。

術式：乳房部分切除術＋腋窩リンパ節郭清　　術式：乳房部分切除術

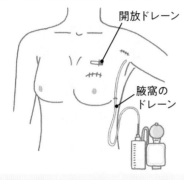

開放ドレーン

腋窩のドレーン

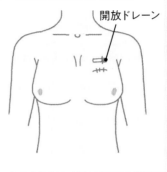

開放ドレーン

1. 目 的

□血液や滲出液を体外へ排出する
□術後出血の早期発見

2. 観察のポイント

□ガーゼ汚染の有無（排液の性状、量）
□感染徴候（挿入部周囲発赤、熱感、腫脹の有無）

血性排液時には医師へ報告！
ガーゼ汚染時には頻回の交換は不要。
↑かえって感染リスクや事故抜去リスクがあるため。

3. ドレーンの管理

　感染予防のため、ガーゼ交換などの処置は清潔操作で行います。
　基本的にドレーンは数cmと浅く挿入されており、縫合はせずステリーテープなどで固定してあるだけのため、事故抜去が起こりやすいです。ガーゼ交換でガーゼを外すときや、患者の体動でガーゼが外れてしまったときなど、ガーゼとともに抜去されてしまうことがあるため注意します。ガーゼが剥がれないように、テープ固定はしっかり行いましょう。

6 乳腺・婦人科系

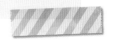

MEMO

7章

腎・泌尿器系

7章1 腎・泌尿器系のドレーン一覧

腎・泌尿器系ドレーンの留置部位

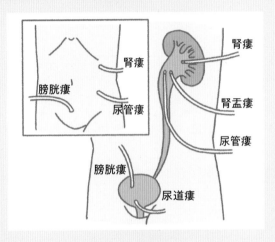

腎瘻や膀胱瘻などの
瘻孔や創部ドレー
ジは、皮膚を貫いて
直接ドレナージする。
尿管ステントや尿道
カテーテルは、身体の
中を通して尿道から
ドレナージする。

腎瘻・膀胱瘻・尿管ステント・尿道カテーテル

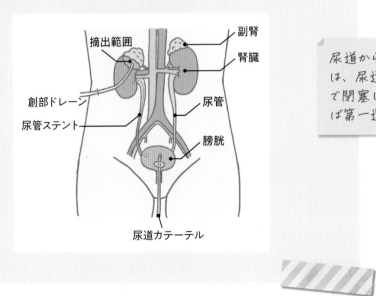

尿道からのドレナージ
は、尿道ががんなど
で閉塞していなけれ
ば第一選択となる。

7章2　尿道カテーテル

1. 目　的

　尿道から膀胱内にカテーテルを挿入し、尿を排泄させることを目的としています。腎・泌尿器外科領域においては、術後の血尿の有無の観察や、膀胱タンポナーデの予防目的に尿道カテーテルが挿入されます。

> 血尿の原因は悪性腫瘍、尿路結石、膀胱炎などの感染症、腎臓の病気など。
> まずは安静、水分摂取（輸液）、止血薬投与。

> 血尿で凝血塊が形成され尿閉になることが原因。

持続膀胱洗浄

　血尿の程度が強い場合、凝血塊の形成で尿閉になることにより膀胱タンポナーデのリスクが高いため、3way カテーテルを挿入し、持続膀胱洗浄をする。

> カテーテルの閉塞が予測されない限り膀胱洗浄は推奨しない[1]。

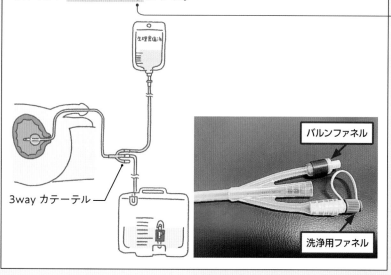

生理食塩液

3way カテーテル

バルンファネル

洗浄用ファネル

持続膀胱洗浄の場合、凝血塊形成を防ぐため、血尿スケール③以下の性状となるよう生理食塩液の流量を変更することが多い。スケール③とは、透けている状態。

2. 観察のポイント

1）尿の性状

血尿スケールを用いて観察します。

2）灌流量と排泄量

持続膀胱洗浄中は、とくに凝血塊形成によるカテーテル閉塞をきたしやすいです。灌流量と排泄量を定期的に観察し、カテーテル閉塞を早期に発見しましょう。

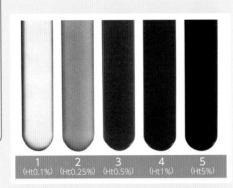

血尿スケール（信州大学医学部附属病院泌尿器科病棟編. 血尿スケール：泌尿器 Care & Cure Uro-Lo25 巻 6 号特別企画より転載）

成人の膀胱容量の平均は500mL（個人差が大きい）。膀胱内へのIN-OUTを観察し、凝血塊による尿閉をきたす可能性を考え、生理食塩液の流速により観察の頻度を考える。

3. ドレーンやチューブの管理

☐ カテーテルの固定部位に皮膚トラブルがないか、カテーテルにねじれがないかを観察する

☐ 男性の固定位置は尿道瘻を予防するため下腹部、女性の固定位置は生理的刺激を最小限にするため大腿内側

☐ 固定はΩ型テープ固定とする

カテーテル移動や尿道の牽引を防止するため、適切に固定すること大切！

チューブが直接皮膚に触れないため、皮膚が圧迫されにくい。

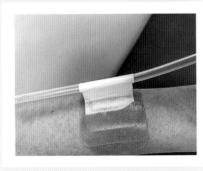

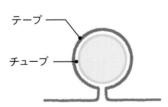

テープ
チューブ

Ω型テープ固定

安静制限がなけれ
ばシャワーで洗浄し
陰部を清潔に保つ
よう指導する。
安静制限がある患
者は、陰部洗浄を
し、陰部を清潔に
保つ。

□持続膀胱洗浄中は、凝血塊によりカテーテルが閉塞した場合、す
　ぐに生理食塩液の灌流を止め、カテーテルチップで吸引し、凝血
　塊を回収し、閉塞を解除する

4. 患者ケアや日常生活上の注意

1）患者ケア

□カテーテル関連尿路感染予防のため、陰部を清潔に保つ

□凝血塊形成を防ぐため、持続洗浄をしていて安静制限のある患者
　には、適宜体位変換を促す

体位変換を適宜
行わないと、生理
食塩液は膀胱内
で上澄みのみ灌流
される。凝血塊が
形成され閉塞につ
ながりやすい。

□カテーテル関連尿路感染予防のた
　め、ウロバッグを床につけないよ
　うにする。また、ウロバッグを膀
　胱の位置より上に上げないように
　する

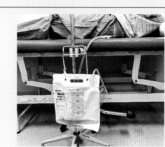

ウロバッグを床につけないよう注意

□通常、尿路感染予防のため、閉鎖
　式尿道カテーテルを使用する。凝
　血塊によるカテーテル閉塞の解除
　には、カテーテルを接続部より外しカテーテルチップによる吸引
　を行うため、感染対策に留意する

2）患者指導

□カテーテルが屈曲しないよう、また移動時にカテーテルが引っ張
　られないよう注意する

□カテーテル関連尿路感染予防のため、ウロバッグはつねに膀胱よ
　りも低い位置に設置するよう指導する。また、床に触れないよう
　に説明する

7 腎・泌尿器系

7章3　腎瘻カテーテル

1. 目　的

　直接体外へ尿を排出する目的で、腎盂内にカテーテルを留置します。上部尿路の閉塞や狭窄による水腎症の治療となります。

2. 観察のポイント

□ 尿の性状

□ 尿　量

□ 側腹部の痛みと膨満感の有無

穿刺部からの出血の可能性あり！
出血が強い場合は圧迫止血を行う。

□ カテーテル挿入部や血尿の有無：尿道カテーテルの観察ポイント参照

□ 腰部痛：尿が排出されないと水腎症になり痛みが生じる

□ 腎瘻尿の減少、カテーテル挿入部周辺からの尿漏れの有無：尿量の減少や尿がカテーテルから排出されない場合は、カテーテルの閉塞や先端の位置不良の可能性がある

□ カテーテル先端が正常な位置に挿入されているか：カテーテルにマーキングし、位置を確認する

□ 挿入部縫合されている場合は、縫合糸が外れていないか確認する

□ バイタルサインや水分出納バランス観察：腎瘻カテーテル挿入後や閉塞解除後に尿の流出が増加すると脱水に陥ることがある

□ 挿入部周囲の皮膚状況：造設初期には挿入部感染や皮膚トラブルを起こしやすい

ミルキングで閉塞の解除を試みるが、改善が見られない場合は腎盂洗浄を行う。

腎盂洗浄：腎盂は伸展性がなく、容量は5〜8mLであるため、それ以上注入すると腎盂内圧が高くなり腎盂腎炎を発症させてしまう！洗浄時は清潔操作で行う。

引っ張ったりすると、抜けたり脱落したりすることがあり水腎症が再発する！

外れていたら医師に報告する！

3. カテーテル管理

□ カテーテルは屈曲やねじれが生じないよう、また、抜けないようテープで皮膚に固定する

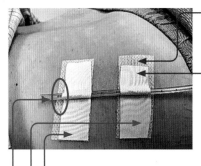

■ 土台テープ：高通気性のメッシュ状不織布
皮膚に密着するため皮膚呼吸を妨げない素材
■ Ω型テープ：Ω固定するテープは長時間の固定にすぐれたテープを使用
Ω固定にするのは、テープとチューブの接触面積が多くなるため抜けにくい

腎瘻固定方法
①番目の固定は、挿入部から 2cm 以内のところに貼る
②番目の固定は、指で引っかけない位置（1 番目の固定との間隔は 2cm 以内）に貼る
③カテーテルにマジックで 1cm のところにマークする

□ 逆行性感染予防のため、排液ルート、ウロバッグは、かならず腎盂より低い位置に置き、蓄尿バッグから尿を排出するときは、清潔操作に十分気を付ける

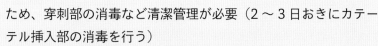

□ 腎瘻造設直後から 1 〜 2 週間は瘻孔壁が十分に形成されていないため、穿刺部の消毒など清潔管理が必要（2 〜 3 日おきにカテーテル挿入部の消毒を行う）

□ カテーテル交換は、2 〜 4 週間ごとに行う

交換は医師が実施する！

4. 患者ケアや日常生活上の注意点

1）挿入直後からのケア・注意点
①閉塞・事故抜去予防
カテーテルの屈曲やねじれが生じないよう、走行を確認し固定し

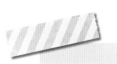

ます。

②感染予防

尿路感染予防のため、水分は十分摂るよう指導します。目安は1,000 ～ 1,500mL/ 日です。水分制限のある患者は除きます。

シャワー浴は、術後1週間くらいから可能です。かならずウロバッグを装着して入ってもらいます。シャワー浴後は、挿入部のドレッシング材や固定テープが剥がれかけていたら交換します。

入浴は、術後2週間くらいから可能になります。かならずウロバッグを装着します。ウロバッグは、接続したまま浴槽の外に出すようにして入浴します。挿入部周囲は、石鹸の泡で優しく洗い、シャワーのお湯でよく洗い流します。

排液ルート、ウロバッグはかならず挿入部より低い位置に置きます。患者の生活状況を確認し、<u>レッグバッグを提案します。</u>

③皮膚ケア

固定テープを張り替えるときは、テープの位置をすこしずつ変えます。固定テープは3 ～ 4日ごとに交換します。その他、剥がれてきたときにも適宜交換します。

2）退院指導

下記の内容は退院後も継続して注意するように伝えます。

□カテーテルが抜けないように、<u>皮膚にテープで固定する方法を指導する</u>

□カテーテルが抜けてしまうと短時間で瘻孔が塞がり再挿入が困難となるため、至急病院へ連絡する

□カテーテル挿入部を観察（カテーテルの長さ、屈曲やねじれの有無、発赤の有無、発熱の有無、腰背部痛の有無、尿の流出や血尿の有無）し、異常があれば病院へ連絡する

ウロバッグと違い、レッグバッグは大腿や下腿部に装着することができるため、動きやすいことと患者の外観からは装着していることがわかりづらい利点がある。

ウロバッグの容量は約1,000 ～ 2,000mLあり、レッグバッグの容量350 ～ 700mLより多いため、ウロバッグは尿の破棄が長時間困難なときなどに使用される。夜間などに使用されることが多い。

同部位に長期間貼っていると皮膚の炎症が起こりやすい！

『腎瘻固定方法（p.103）』参照。患者の理解度をアセスメントし、固定を強化する。また、カテーテル管理が自己にて困難な場合は、家族に協力を得る。

7章4 膀胱瘻

1. 目　的

　器質的あるいは機能的な下部尿路通過障害による尿閉で、経尿道的にカテーテルを留置できない場合に、尿を排泄させることを目的に造設されます。

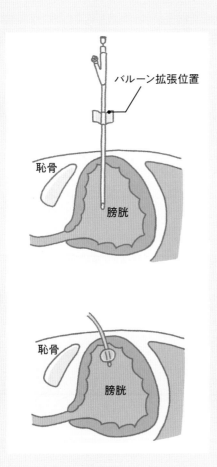

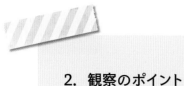

2. 観察のポイント

□ カテーテル挿入部の皮膚の発赤や疼痛の有無を観察する
□ カテーテルから持続的な排尿があるか観察する
□ 感染徴候（発熱・尿性状）を観察する

3. ドレーンやチューブの管理

□ 事故抜去を予防するため、カテーテルにテンションがかからない
　ように管理する
□ 長期的には膀胱結石のリスクがあり、閉塞をきたす一因となるた
　め、カテーテルから尿が流出していることを確認する
□ カテーテルとウロバッグの接続部がゆるんだり外れたりしていな
　いか、カテーテルが屈曲していないか確認する

4. 患者ケアや日常生活上の注意

7章3腎瘻カテーテル（p.102）参照。

長期的には膀胱
結石のリスクがあ
り、閉塞をきたす
一因となる！

カテーテル関連尿
路感染リスクがある
ため。

事故抜去を発見したらすぐに医師に報告！
在宅の場合は、同じ太さの新しいカテーテル
を挿入し、すみやかに受診するよう指導する。

7章5　泌尿器術後ドレーン

1. 目 的

　腎摘や膀胱全摘、または腎移植を行った際に摘出臓器部分や移植腎の背側にドレーンカテーテルを留置することにより、血腫や滲出液、尿漏の排液と確認を行います。

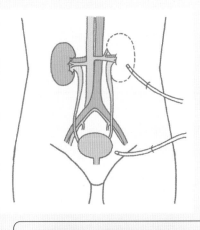

血性（ほぼ血液）
→淡血性（透明感のある赤色）→
漿液性（薄黄色）

2. 観察のポイント

　術直後は血性の排液が主ですが、徐々に量と血性が低下し3〜5日で50mL/日以下かつ漿液性となり、問題がなければドレーンを抜去します。

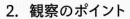

左から血性、淡血性、漿液性（滝沢一泰ほか. ドレーン排液まるわかりノート. 消化器外科 NURSING. 21（6）, 2016, 30 より転載）

後腹膜のドレナージ時は50mL/日以下。腹腔内ドレナージだと、排液が多くても抜くことがある。

　術後数日経ても血性の排液が続く、または血性が強くなる場合は術後出血の可能性を疑い医師へ報告します。血性が低下し漿液性に変化したが排液量が多い場合は、尿瘻やリンパ瘻を疑い医師へ報告します。

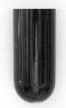

（滝沢一泰ほか. ドレーン排液まるわかりノート. 消化器外科 NURSING. 21（6）, 2016, 30 より転載）

　排液が血性でも漿液性でもない色の場合は、胆汁瘻や腸液漏出の可能性があるため医師に報告します。

濃緑または茶色！

尿管を縫い付けた吻合部からの尿漏れが生じやすい！

漿液・尿・リンパ液は色で見分けがつきにくいため、性状を検査で調べて排液の正体を判明させる必要がある。

正常な排液はほとんど
臭わない！

排液時に臭気が強い場合は創部感染を疑い、医師へ報告します。

3. ドレーンの管理

　ドレーンが事故抜去してしまわないように2カ所固定を行い、抜去してきていないか適宜観察します。同時に、ドレーン挿入部の皮膚を観察し、感染徴候がないか観察します。

　ドレーン内で排液が凝固して詰まってしまわないように、適宜ミルキングを行います。

　排液を捨てるときは、逆行性感染が起こらないよう清潔に注意します。

7章3 腎瘻カテーテル(p.102)参照！

ミルキングのときに
引っ張って抜いてし
まう事例もあるから
慎重に！

4. 患者ケアや日常生活上の注意点

□ ドレーンが陰圧か自然圧かで排液バッグの高さに注意する
□ 引っ張ったり落としたりして事故抜去してしまわないよう、ドレーン用ポシェットに入れて首からかけたり、点滴棒の下部にぶら下げるなど、持ち運び方法に配慮する

自然圧のときはド
レーン挿入部から高
い位置にバッグを上
げてしまうと排液が
体内に逆流してしま
うので注意する！

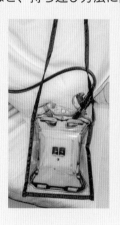
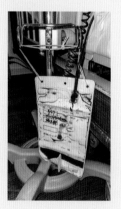

7章6 腎盂・尿管カテーテル（シングルJステント、ダブルJステント）

1. 目的

　腎盂・尿管・膀胱にかけての尿路通過障害（腫瘍、結石、術後狭窄など）が改善するまで、尿管カテーテル（シングルJステント、ダブルJステント）を留置し、腎盂内の尿を排出し腎盂内の圧を下げます。

　腎盂・尿管・膀胱にかけて、尿路再建術（尿管端々吻合術、膀胱尿管新吻合術といった手術）を行った場合、吻合部が治癒するまで一時的に留置します。

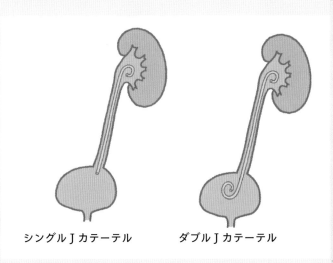

シングルJカテーテル　　　　ダブルJカテーテル

シングルJステントは、腎盂内にステントが巻いており、カテーテルは膀胱を通過し、そのまま体外に誘導される（ステントがJの字となり、腎盂内のみにあるためシングルJと呼ぶ）。
ダブルJステントと比較し、シングルJステントは腎盂尿の回収効率がよく、混濁尿の排出効率はシングルJステントのほうが高い。
　ダブルJステントは腎盂内だけでなく、膀胱内もJの字となっており膀胱内に留置できる。

2. 観察のポイント

☐腰部痛の有無

腎盂内の尿が排出されないと水腎症になり痛みが生じる。

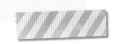

尿量が急激に減少した場合、
閉塞や抜けてきている場合がある。

出血すると凝血の原因となり、
カテーテルの閉塞につながる。

□尿量

□血尿の有無：**7章2 尿道カテーテル**の観察ポイント（p.100）参照

□シングルJステント：体外にカテーテルが出ている場合は、体外に出ているカテーテルの長さ・位置（挿入してきた直後に測定しその長さを観察していく）

3. カテーテルの管理（シングルJステント）

□カテーテルは屈曲やねじれ、閉塞が生じないようにカテーテルの走行を確認し位置を調整する

□固定されてないため自然抜去しやすい。抜けてきていないか尿量やカテーテルの長さ・位置を確認する。カテーテルが抜けていたら医師に報告する

□腎盂からそのまま体外へ誘導されているため、逆行性感染が起こる可能性が高い。そのため、排液ルート、ウロバッグは、かならず挿入部より低い位置に置き、ウロバッグから尿を排出するときは、清潔操作に十分気を付ける

挿入直後に体外に出ているカテーテルの長さを測定しておく。その長さ（位置）を確認する。

4. 患者ケアや日常生活上の注意点

1）事故抜去予防
カテーテルを過度な力で引っ張らないようにします。

2）閉塞予防
体位変換や移動・移乗の際には、カテーテルの走行に注意します。

3）逆行性感染予防
□かならず排液ルート、ウロバッグは挿入部より低い位置に置く

□ダブルJステント留置時に尿道カテーテルを抜去した場合、頻繁な排尿や腹圧をかけない排尿を心掛けるよう指導する

排尿時の腹圧により膀胱・尿管に逆流が
生じ腎盂腎炎を起こす可能性がある。

8章

骨格器系

8章1 整形外科ドレーンの種類

　整形外科で使用されるドレーンは、予防的ドレナージと治療的ド
レナージに分けられます。

1. 予防的ドレナージ

　おもに①関節腔ドレーン、②人工関節置換後ドレーン、③脊椎術
後ドレーンなど、術後に手術創内で出血・滲出液が貯留しないよう
にし、感染が起こるのを防止する目的で留置します。

2. 治療的ドレナージ

　化膿性関節炎の緊急排液時、化膿性椎間板炎や腸腰筋膿瘍に対す
るドレナージなど、おもに膿瘍排出時に使用するドレーンのことです。

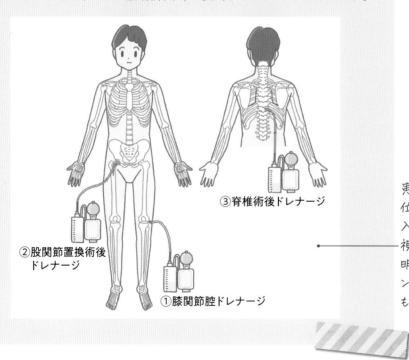

③脊椎術後ドレナージ

②股関節置換術後
ドレナージ

①膝関節腔ドレナージ

患者自身にも、どの
位置にドレーンが挿
入されているか、目
視または口頭で説
明することで、ドレー
ンの存在を認識して
もらい、注意を促す。

8章2　関節腔ドレーン/人工関節置換後ドレーン

可動関節は、相対する関節包に包まれています。関節腔とは、可動関節のなかに存在するすき間のことを指します。

今回、関節腔ドレーンのなかで開放式ドレーンを紹介しますが、関節腔は閉鎖空間のため基本的には使用しません。皮下、筋層などの関節以外で開放式ドレーンを使用します。

1. 目 的

□関節腔内の貯留液を排出し、その性状を確認する
□術後出血による血腫形成・細菌感染予防や、関節内の腫脹による疼痛軽減

ドレーンは異物であり、ドレーン自体が感染源となる可能性から、原則術後 24 ～ 48 時間以内に抜去します。

2. 観察のポイント

1）**開放式ドレーンの場合**
□ドレーン排液の性状（量、色、においなど）
□ガーゼ汚染の程度
□縫合糸の有無
2）**閉鎖式ドレーンの場合**
□排液の性状（術直後は血性→淡血性→漿液性へと変化）

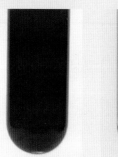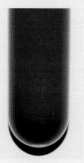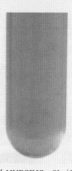

(滝沢一泰ほか. ドレーン排液まるわかりノート. 消化器外科 NURSING. 21 (6), 2016, 30 より転載)

関節腔ドレーンの適応には、関節手術（骨折、人工関節・人工骨頭置換術など）後、関節腔に血腫貯留が予測される場合や化膿性関節炎のために膿が関節腔に貯留した場合がある。

開放式ドレーンは毛細管現象を利用し排液を行う。しかし、体内外の両方向性に液体が移動できることで、開放式ドレナージは閉鎖式ドレナージと比較し逆行性感染のリスクが高く不潔になりやすい。そのため、近年化膿性関節炎の緊急排液以外で使用されることはほとんどない。

8 骨格器系

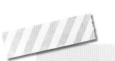

術後、血性排液量の急激な増加は、術後出血や縫合不全をきたしている可能性がある。ドレーンの排液量以外にもバイタルサインの観察を行い、頻拍傾向や血圧値を確認し医師に報告する必要がある。

□排液量の増減

　・術後ドレーン排液は血性で 100mL/h 以上ではないか

　・ドレーン排液量が急激に減少していないか

急激な減少はドレーンの閉塞を疑う必要がある！そのため、ガーゼに脇漏れして血性汚染がないかも確認すること！

□挿入部周囲の皮膚状況

　　ドレナージが不十分なときや感染徴候として、以下の症状を観察します。

　・腫脹の有無

　・発赤の有無

　・熱感の有無

　・疼痛増悪の有無

　・ドレーン挿入部周囲のガーゼ汚染の有無

　・ドレナージ部末端側の皮膚色・しびれの有無

　・動脈触知困難

3. ドレーンやチューブの管理

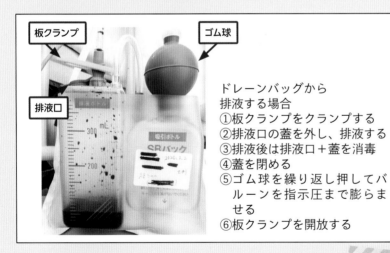

ドレーンバッグから
排液する場合
①板クランプをクランプする
②排液口の蓋を外し、排液する
③排液後は排液口＋蓋を消毒
④蓋を閉める
⑤ゴム球を繰り返し押してバルーンを指示圧まで膨らませる
⑥板クランプを開放する

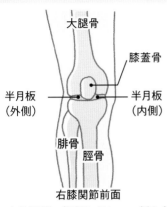

大腿骨
膝蓋骨
半月板（外側）
半月板（内側）
腓骨
脛骨

右膝関節前面

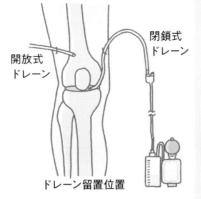

開放式ドレーン
閉鎖式ドレーン

ドレーン留置位置

右膝関節の解剖とドレーン挿入部位

排液量が多くなるとガーゼで吸収しきれず不潔部位と接触する時間が長くなる。その結果、逆行性感染のリスクが高まるため、定期的に汚染の有無を確認する必要がある。

1）開放式ドレーンの場合

☐ ドレーン挿入部に滅菌ガーゼが当たっているか
☐ 清潔操作でガーゼ交換などの処置を行っているか
☐ ドレーンからの排液をガーゼが吸収できているか
☐ ドレーン挿入部を直接圧迫していないか
☐ 縫合糸にゆるみや切断がないか

2）閉鎖式ドレーン（SB バック®）の場合

☐ ドレーンチューブに閉塞がないか

　ドレーンの閉塞を予防するために、排液が低下したときにはミルキングを行います。患者側を鉗子でクランプし、片手で挿入部に近いほうを固定し、反対の手でミルキングローラーを用いて 10 〜 20cm 手前に引きます。事故抜去に注意しましょう。

☐ ドレーン接続部は抜けかけていないか

閉鎖式ドレナージは外気と触れないことで清潔を保持し感染予防になる。そのため、外気と交通する排液を安易にしないことも閉鎖環境の維持に必要となる。

ドレーンにねじれや圧迫・屈曲がないかを指でたどり確認するとよい。

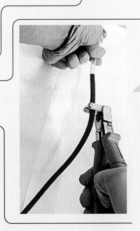

ミルキング時に過度にしごくと、チューブの内腔がつぶれてしまい吸引不能となったり、チューブが破損につながるため注意する！

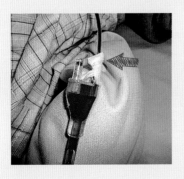

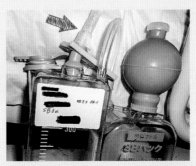

ドレーンの接続部外れ予防のために、接続部（→部分）をテープで固定している。

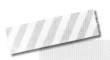

□ドレーンバッグ（ボトル）の位置は適切か

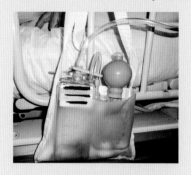

J-VAC® は逆流防止弁付きであるが、SB バック® は防止弁が付いていない。持続吸引を中断しているときは、排液バッグが創部より高くならないように位置を工夫する。
持続吸引を行っている場合でも創部より高い位置に置くと十分な吸引が得られなくなる可能性がある。

□ドレーンは医師から指示された圧に設定されているか

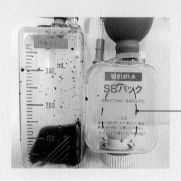

このようにボトル表面にマジックで印を記載することで、指示された圧を保持しているかが確認しやすくなる

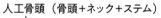

人工骨頭（骨頭＋ネック＋ステム）

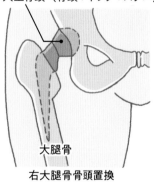

大腿骨

右大腿骨骨頭置換

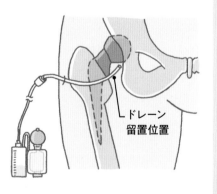

ドレーン
留置位置

4. 患者ケアや日常生活上の注意点

1）事故抜去予防（開放・閉鎖式ともに）

体位変換や移動・移乗の際には、抜去予防に注意します。

とくに人工股関節置換術後は、体位変換で患者を側臥位にするときに脱臼予防のために股関節に枕を入れ込みます。ドレーンによる疼痛や事故抜去の予防のためにも、2名で介助することが望ましいです。

患者の理解度をアセスメントしたうえで、移動方法を指導しましょう。また、認知に問題があれば、ドレーン固定の強化などを実施します。

術前にはアレルギーやテープかぶれの有無を確認し、スキントラブルに伴う抜去予防に努めます。皮膚が弱い患者には、固定テープの選択や保護膜形成剤（リモイスコート®）の塗布を検討します。

2）感染予防

開放式ドレーンでは、ガーゼが剥がれたりずれたりした際に、自己で触れないよう患者に指導します。

閉鎖式ドレーンでは、閉鎖状況でのドレーン管理を継続します。固定部位が剥がれたり接続部にゆるみが生じていないか観察します。

検査などで移乗・移動を行った際には、エアリークがないか、ドレーンがねじれてないかその都度確認しましょう。

体位によって、ドレナージ状況に変化が生じることがある。体位変換などのあとは、ドレーン圧が指示されている圧を保っているか、排液が急に増減していないかも確認すること。

術後ドレーンの留置は必要か

人工股関節置換術、人工膝関節置換術ともに、術後ドレーンを挿入しなくても創感染・血腫の量・創離開の影響に差がないとの報告もあります。当院では、出血・感染リスクの高い患者（再手術・血液疾患・抗凝固療法中・糖尿病など）以外には基本的にドレーン留置を行っていません。

同様に、関節腔ドレーンの持続洗浄も感染のリスクから実施していません。

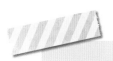

8章3　脊椎ドレーン

1. 目　的

　創部（硬膜外）に貯留する血液を体外に排出し、脊髄神経の圧迫を回避する目的で留置します。

　ドレーン抜去の時期は、術後 48 時間以内で排液が漿液性となり、50mL/ 日以下が目安となります。

2. 観察のポイント

1）排液の性状

　術直後は血性→淡血性→漿液性へと変化します。

2）排液量の増加

□術後ドレーンの排液が 100mL/h を超えていないか（後出血の疑い）

□頚椎前方手術の場合は、ドレーンからの排液が少量でも増えていないか

3）排液量の減少

□ドレーン排液量が急激に減少していないか

□ドレーン挿入部周囲のガーゼ汚染の有無、ドレーン挿入部の神経症状の有無　（図参照）

> 排液量が急激に増加し、かつ性状が漿液性に変調した場合は髄液漏の可能性がある。頭痛や嘔気・嘔吐などの低髄圧症状の有無を確認し、早急に医師に報告する必要がある。
> 髄液漏が生じた場合、医師の指示のもとドレーン陰圧吸引は中止となり、しばらく留置を継続する。

> 頚椎前方手術の場合、ドレーンの排液は基本的にほとんど認めない。そのため、少量でも排液が増えているようならば、出血による気道閉塞のリスクがあるため大至急医師に報告する必要がある。

> 急激な減少はドレーンの閉塞を疑う必要性がある！

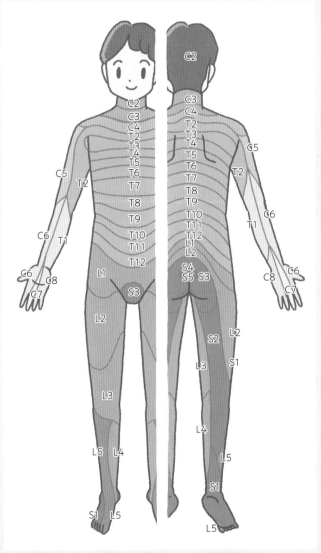

デルマトーム
（医療情報科学研究所. 病気がみえる 11：運動器・整形外科. p237 を参考に作成）

整形の脊椎手術では、手術部位の硬膜の上の筋膜下にドレーンを留置する。
ドレーン挿入後の観察時に硬膜を開放する手術なのか、もしくは術中操作で硬膜損傷があったのかは、確認しておくこと！
手術中の硬膜損傷は充填修復されて手術を終了しているが、髄液漏のリスクを考慮して、注意して観察する必要がある。

8 骨格器系

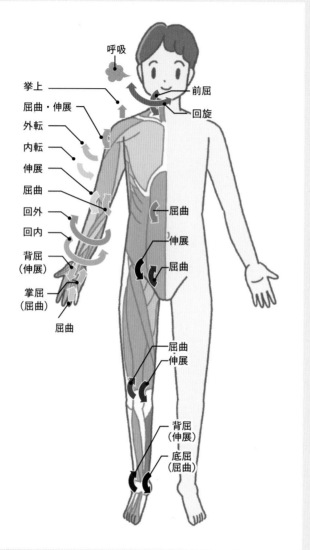

ミオトーム
（医療情報科学研究所. 病気がみえる 11：運動器・整形外科. p237 より転載）

ドレーンを抜去するまでは、脊髄圧の不均衡を防止するために、
医師の指示する安静度（ギャッチアップの角度）を保つ！

髄節高位	おもな動作筋	おもな運動機能
C1～C3	• 顔面表情筋 • 舌筋　• 僧帽筋 • 胸鎖乳突筋	• 表情 • 舌の動き • 頭部の前屈・回避
C4	• 横隔膜　• 僧帽筋 • 肩甲挙筋	• 呼吸 • 肩甲骨挙上
C5	• 三角筋 • 上腕二頭筋	• 肩関節屈曲・外転・伸展 • 肘関節屈曲・回外
C6	• 大胸筋　• 回内筋 • 長橈側手根伸筋 • 短橈側手根伸筋 • 腕橈骨筋	• 肩関節内転 • 肘関節屈曲・回内 • 手関節背屈（伸展）
C7	• 上腕三頭筋 • 橈側手根屈筋 • 指伸筋群	• 肘関節伸展 • 手関節掌屈（屈曲） • 指の伸展
C8～T1	• 指屈筋群 • 手の内在筋	• 指の屈曲 • 手の巧緻運動
T2～T6	• 上部肋間筋 • 上部背筋	• 呼吸予備力増大 • 上部体幹の安定性
T7～T12	• 腹筋群 • 胸部背筋群	• 骨盤帯挙上 • 体幹の屈曲
L1～L3	• 腸腰筋　• 縫工筋 • 大腿四頭筋	• 股関節屈曲 • 膝関節伸展
L4	• 前脛骨筋 • 長趾伸筋	• 足関節背屈（伸展）
L5	• 大腿二頭筋 • 大殿筋	• 股関節伸展 • 膝関節屈曲
S1	• 下腿三頭筋	• 足関節底屈（屈曲）

（医療情報科学研究所. 病気がみえる 11：運動器・整形外科. p237 より転載）

□頚椎前方手術後の呼吸困難感の有無

□血圧

頚椎前方手術の場合、血腫にて気管浮腫が発生することがある。症状出現時は早急に医師に報告し、検査が必要。

骨で造血しており、血圧高値だと出血を助長する可能性がある。

3. ドレーンやチューブの管理

　8章2関節腔ドレーン／人工関節置換後ドレーンの〈閉鎖式ドレーン〉を参照のこと（p.115）。

4. 患者ケアや日常生活上の注意点

1）ドレーンの閉塞予防
　ドレーンを身体で圧迫し、ドレナージ不良となっていないか観察します。
　ドレーン挿入部周囲のガーゼ汚染

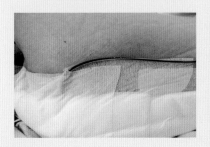 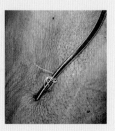

写真のように、ドレーンは縫合した後にガーゼでしっかり覆いテープ固定するため挿入部の確認ができない。そのため、ガーゼ汚染の程度を確認し、ドレナージ不良の有無を確認する必要がある。とくに頸椎は要注意。

2）事故抜去予防
□患者が体動してもドレーンに緊張が掛からない長さで固定しているか
□ドレーン挿入中はコルセットを装着できないため、体位変換時に体をひねらない
□患者の認知レベルをアセスメントし、ドレーンの固定を強化したり、どうしても意思疎通困難な場合は安全対策を検討する

3）感染予防
□閉鎖状況でのドレーン管理を継続する
□固定部位が剥がれたり接続部にゆるみが生じないか注意する

脊椎ドレーンの場合、その他整形疾患ドレーンと異なり、ドレナージ不良が神経症状出現につながるため、より事故抜去には注意が必要である！

側弯症などの広範囲を
手術する疾患は、術後
骨より出血が予測される

ブラッドコンサーベーションシステム

　術後出血が予測される術式では、外科手術時に手術創から血液を吸引回収し、分離した組織片や脂肪などを除去したのちに再輸血することがあります。

　それに用いる機材として、CBC II ®（ブラッドコンサーベーションシステム）があります。看護師は機材の取り扱いについても知っておきましょう。

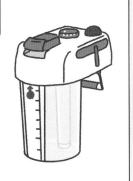

参考文献

2章

1) 上道真美ほか. これならわかる！脳神経外科ドレーン管理. 大阪, メディカ出版, 2014, 78.
2) 長尾和宏監修. 看護の現場ですぐに役立つドレーン管理の基本. 東京, 秀和システム, 2017, 108p.
3) 松谷雅生ほか編. 脳神経外科周手術期管理のすべて. 第4版. 東京, メジカルビュー社, 2017.
4) 太田富雄編. 脳神経外科学. 改訂12版. 京都, 金芳堂, 2016.
5) 黒田裕子ほか編. クリティカルケア完全ガイド. 東京, 医歯薬出版, 2013.
6) 竹末芳生ほか. 術後ケアとドレーン管理のすべて. 東京, 照林社, 2016.
7) 永井秀雄監修. 特定行為に役立つ臨床に活かせるドレーン＆チューブ管理マニュアル. 改訂第2版. 東京, 学研メディカル秀潤社, 2019.
8) 山勢博彰編. クリティカルケア：アドバンス看護実践. 東京, 南江堂, 2013.

5章

1) 滝沢一泰ほか. ドレーン排液まるわかりノート. 消化器外科 NURSING. 21 (6), 2016, 30.

7章

1) 満田年宏訳・著. カテーテル関連尿路感染の予防のための CDC ガイドライン 2009. 東京, ヴァンメディカル, 2010.
2) 信州大学医学部附属病院泌尿器科病棟編. 血尿スケール：泌尿器 Care & Cure Uro-Lo25 巻6号特別企画.

8章

1) 滝沢一泰ほか. ドレーン排液まるわかりノート. 消化器外科 NURSING. 21 (6), 2016, 30.
2) 医療情報科学研究所. 病気がみえる vol.11：運動器・整形外科. 東京, メディック・メディア, 2017, 237.
3) 佐藤憲明ほか. ドレナージ管理＆ケアガイド. 東京, 中山書店, 2012, 194-9.
4) 佐田尚宏ほか. 特定行為に役立つ臨床に活かせるドレーン＆チューブ管理マニュアル. 改訂第2版. 東京, 学研プラス, 2019, 264-9.
5) 渡部欣忍ほか. プロフェッショナル・ケア整形外科. 大阪, メディカ出版. 2015. 55-7.
6) 田原理恵. TKA・THA 後の創部ドレーン管理. 整形外科看護. 19 (10), 2014, 26-30.
7) 田原理恵. 脊椎術後の創部ドレーン管理. 前掲書5), 31-5.
8) 栗之丸直郎ほか. 人工膝関節置換術後におけるドレーン留置の有用性の検討. 整形外科と災害外科. 66 (2), 2017, 267-70.
9) 島袋晃ほか. 寛骨臼回転骨切術：人工股関節全置換術における術後閉鎖式吸引ドレナージ使用の有用性について. 整形外科. 57, 2006, 1250-1.

索引

先輩ナースの書きこみがぜんぶのってる！　コツぶっくす

ドレーン管理

2021年3月1日発行　第1版第1刷©

編　著　三重大学医学部附属病院　看護部

発行者　長谷川 素美
発行所　株式会社メディカ出版
　　　　〒532-8588
　　　　大阪市淀川区宮原3-4-30
　　　　ニッセイ新大阪ビル16F
　　　　https://www.medica.co.jp/

編集担当　詫間大悟
組　版　イボルブデザインワーク
　　　　株式会社明昌堂
装　幀　加藤愛子（オフィスキントン）
本文イラスト　WATANABE Illustrations
印刷・製本　日経印刷株式会社

ISBN978-4-8404-7524-2　　　　　　　　　　　　　　Printed and bound in Japan

当社出版物に関する各種お問い合わせ先（受付時間：平日9：00〜17：00）
●編集内容については、編集局 06-6398-5048
●ご注文・不良品（乱丁・落丁）については、お客様センター 0120-276-591
●付属の CD-ROM、DVD、ダウンロードの動作不具合などについては、デジタル助っ人サービス 0120-276-592